AF532031

Heike Werner

Fit mit Fastenwandern

bei Werners auf Sylt

Mit einem Wanderteil von Lothar Koch
und Illustrationen und Karten von Lynne Philippé

Für Ulla,
die das Fastenwandern nach Sylt gebracht hat

Moin Moin!

Ich bin Heike Werner. Ein Mann, drei Kinder, ein Studium, ein Fastenhaus und vier Jahrzehnte Lebenserfahrung. Und fast ebenso lange bin ich verbunden mit „Fastenwandern“. Denn meine Mutter ist Ulla Werner, die Fastenpionierin von Sylt, von der du später noch lesen wirst.

Ich organisiere nicht nur das Fastenwandern für viele Tausende Menschen aus Deutschland und Europa. Ich leite auch Fastengruppen – und faste und wandere selbst gern und immer wieder. Weil es mich stets aufs Neue inspiriert, ich mich danach rundum gut fühle und energiegeladen bin.

Hier auf Sylt und an unseren anderen Fastenorten am Meer haben wir so viele schöne Erfahrungen mit dem Fastenwandern gemacht, dass meine Gäste und meine Familie mich aufgefordert haben, davon zu erzählen.

Das mache ich gern, denn wer fastenwandert, will nicht nur professionelle Anleitung, sondern auch gute Stimmung, für die vor

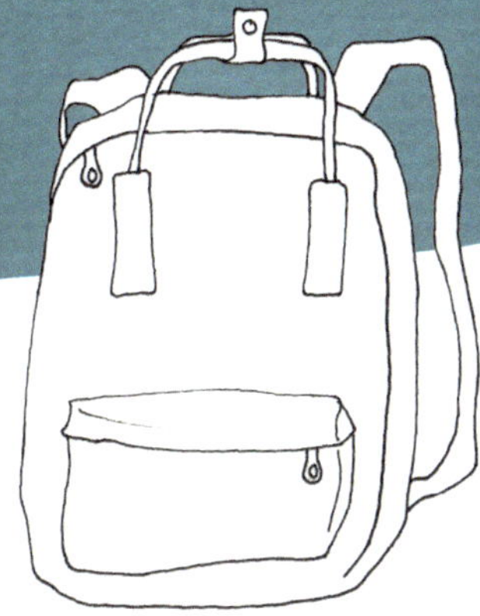

Ort unsere Fastenleiterinnen und Fastenleiter sorgen und die ich hier mit diesem Buch vermitteln möchte.

Die Stimmen unserer Gäste, die wir auf den nächsten Seiten zitieren, belegen, wie wichtig Erfolge beim Fastenwandern für den Einzelnen sind. Sie zeigen auch, dass Fastenwandern Schritt für Schritt zu persönlichem Glück und Wohlbefinden führen kann.

So, wie uns Sylter der herzliche Gruß „Moin!“ durch den ganzen Tag begleitet, kann in deinem Leben das Fastenwandern zu einem ständigen und lieb gewonnenen Begleiter werden.

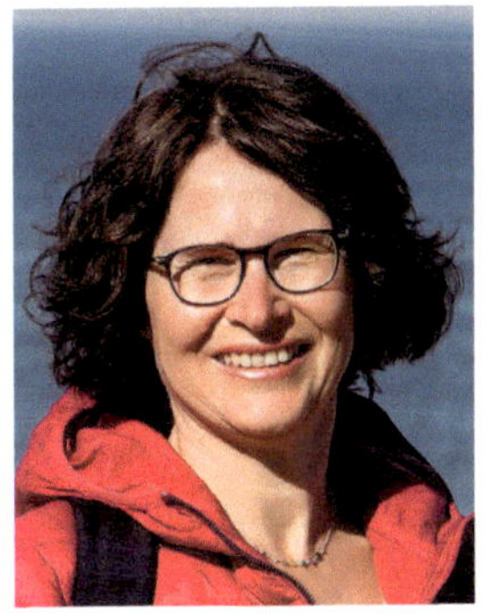

Ich wünsche dir beim Lesen dieses Buches viel Freude und zahlreiche Anregungen für deine persönlichen Fastenwandererfahrungen.

Genieße das Leben!

Heike Werner

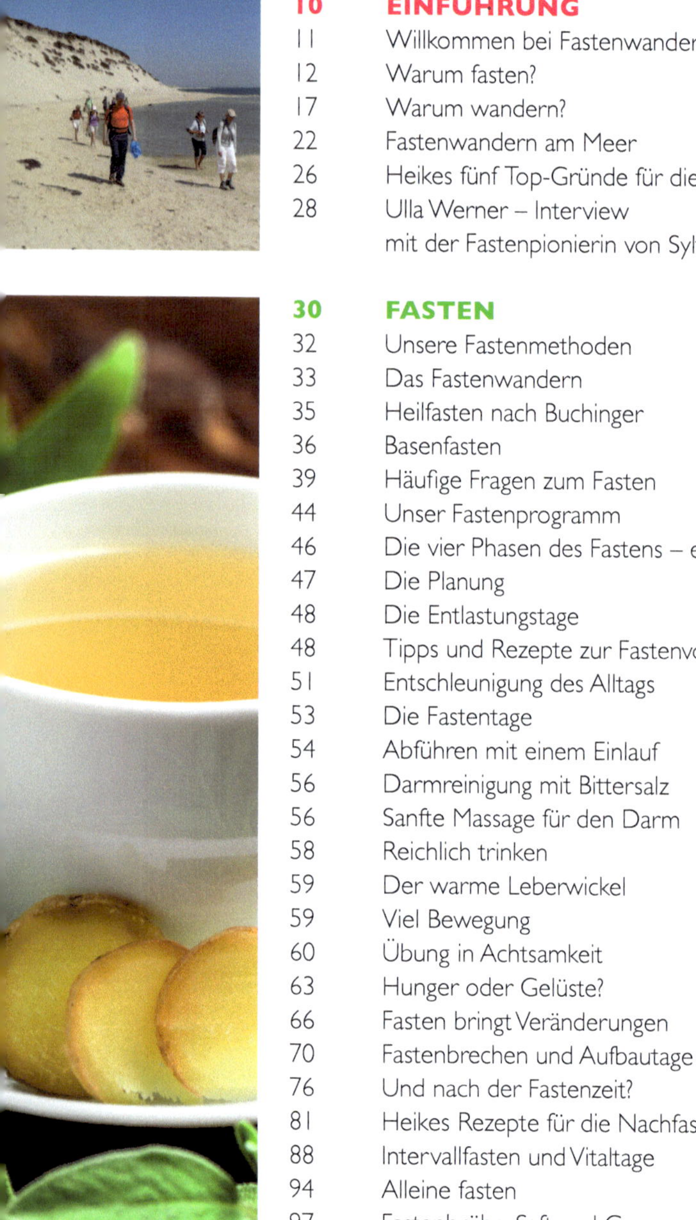

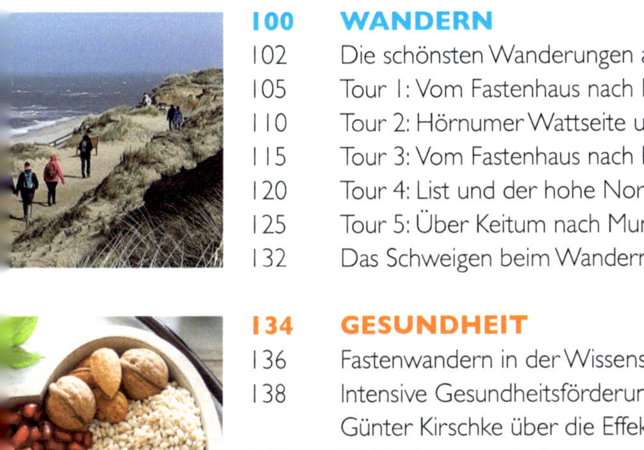

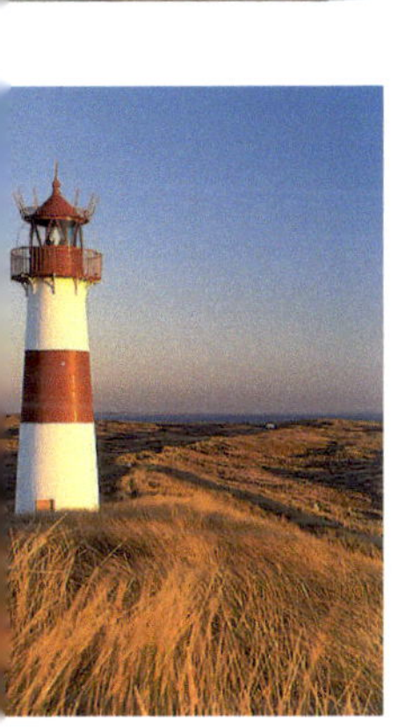

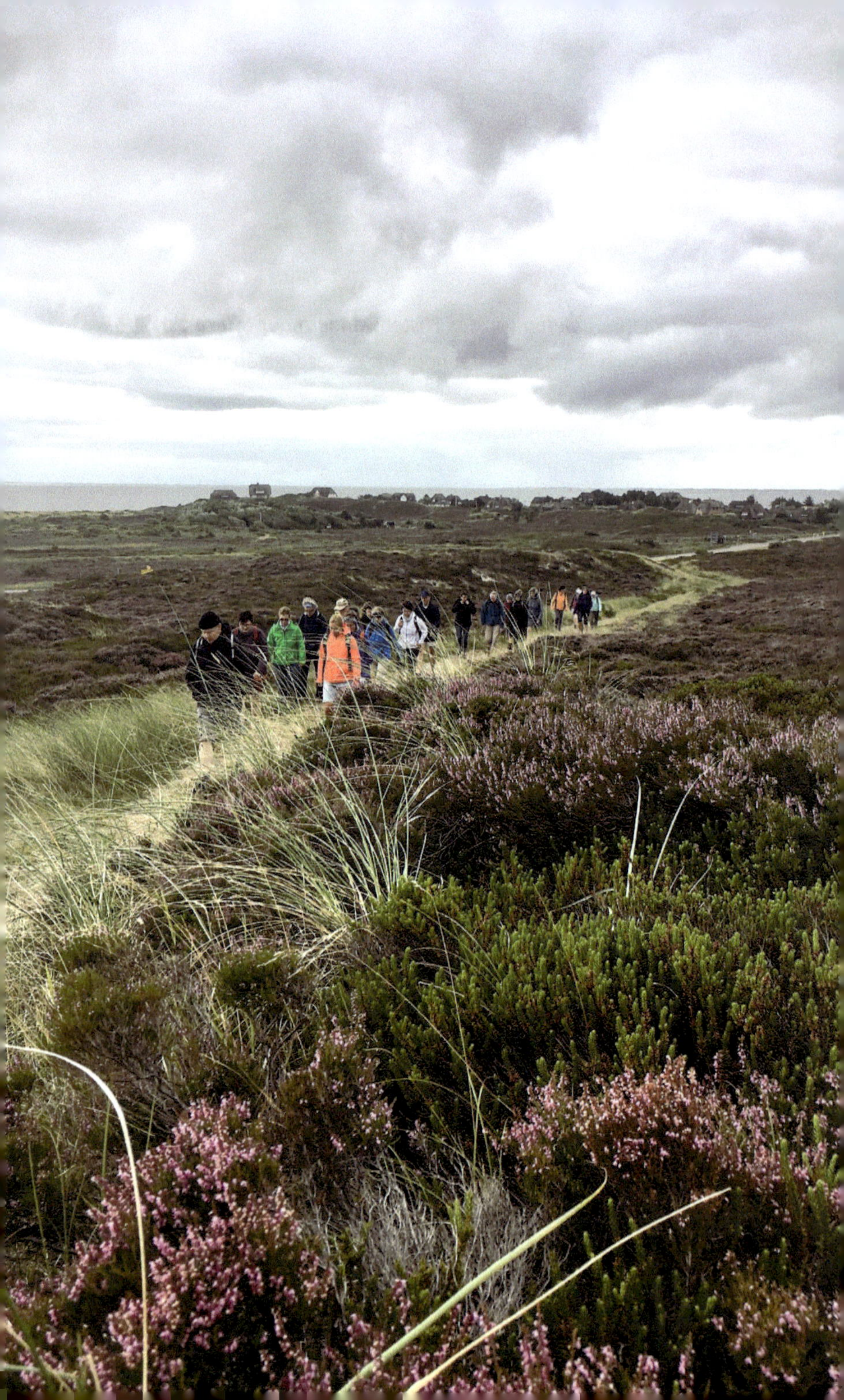

Willkommen bei Fastenwandern Werner

Seit über 25 Jahren bieten wir das Fastenwandern auf Sylt an. Im Jahr 2002 haben wir unser Fastenhaus als erstes Gästehaus in Deutschland eröffnet, das ausschließlich Fastengästen zur Verfügung steht. Jährlich kommen über 1000 Gäste zu uns und verbringen hier eine erholsame Zeit; sie sagen:

„Ganz erstaunlich, was durch Fasten und viel Bewegung alles in Bewegung kommen kann! :)) Das ist so unbeschreiblich wichtig für mich gewesen, das kann ich gar nicht wirklich in Worte fassen. Rundrum stimmig und heilsam für Körper, Geist und Seele. Ich fühle mich in einer Weise gestärkt, wie ich das bisher nicht kannte. Ich fühle mich entspannt, glücklich und voller Power und Lebensfreude!"
Karen

„Auf Sylt war ich schon häufiger, bei Euch im Fastenhaus das erste Mal. Die Kombination ist gelungen. Die Bewegung an der frischen Luft zusammen mit einer tollen Gruppe Gleichgesinnter hat das Fasten einfacher gemacht als gedacht."
Anne

Nach einer Woche Fastenwandern fühle ich mich wunderbar erholt. Das lag nicht nur am Fasten selber, sondern auch am morgendlichen Frühsport sowie den täglichen Wanderungen und Radtouren in herrlicher Natur. Das schöne Ambiente im Fastenhaus, die nette Fastengruppe und eine sehr sympathische, engagierte und kompetente Fastenleitung haben ebenfalls dazu beigetragen.
Martina

Warum fasten?

Wieso sollte ich auf Sylt eigentlich fasten, wenn man hier auch so leckere Fischbrötchen essen kann? Wir leben doch heute in einer Snackkultur – gerade im Urlaub: hier ein Crêpe, da ein Stück Pizza, dann noch ein Eis und am Abend gern einen Aperol Spritz. Aber: Um den Insulinspiegel nicht ständig hoch- und runterzujagen und einen Verdauungsvorgang auch mal abzuschließen, ist es sehr viel besser, regelmäßig Esspausen einzulegen und auf die vielen Snacks zwischendurch zu verzichten. Wir fühlen uns dann nämlich sofort wohler in unserer Haut.

Die beste Variante von solch einem Verzicht jedoch ist, sich ein paar Tage die feste Nahrung ganz zu versagen und nur Tee, frisch gepressten Saft, Wasser und ein wenig Gemüsebrühe zu trinken. Das ist für manche Menschen unvorstellbar. Immer wieder erzählen mir Gäste, dass ihre ArbeitskollegInnen oder Verwandten sie für verrückt erklärt haben, weil sie nach Sylt fahren und dort nicht etwa besonders gut essen gehen, sondern tagelang fasten. Einem meiner Gäste schrieb ein Freund, als er von dessen Plan hörte, ins Fastenhaus auf unsere schöne Nordseeinsel zu reisen, per Mail: „Lieber Peterle, genau die richtige Wahl: zum Fasten nach Sylt. Hier ein paar Tipps: die Sansibar zum Beispiel. Super-Treff zum Fasten!!! Oder eines der diversen Sterne-Restaurants!!! Schönen Urlaub, wir fliegen nach La Palma. Natürlich auch zum Fasten, haha!!!“

Warum also ist es sinnvoll, mal eine Woche zu fasten? Es ist wie in vielen anderen Lebensbereichen auch: Verzicht bereichert. Wir kennen das vom Aufräumen und Ausmisten zu Hause. Haben wir uns von Dingen getrennt, entstehen neue Freiräume. Wir haben heute von vielem zu viel, und davon sollten wir uns eher befreien, als den Überfluss nur immer zu verwalten.

In der Geschichte der Menschheit können wir nachlesen, dass sich unser Körper über die Jahrtausende an wiederkehrende entbehrungsreiche Zeiten gewöhnt hat. Überfluss und Wohlstand waren früher nur wenigen vorbehalten.

Deshalb braucht man sich vor dem Fasten auch nicht zu fürchten oder sich um seine Gesundheit sorgen. Unser Körper kann sehr gut mit sehr wenig zurechtkommen. Wir sollten der Fastenzeit allerdings mit einem gesunden Respekt und gut vorbereitet entgegensehen. Vieles spielt sich ja in unserem Kopf ab. Das Schwierigste ist der Entschluss, sich zu einer Fastenwoche aufzuraffen.

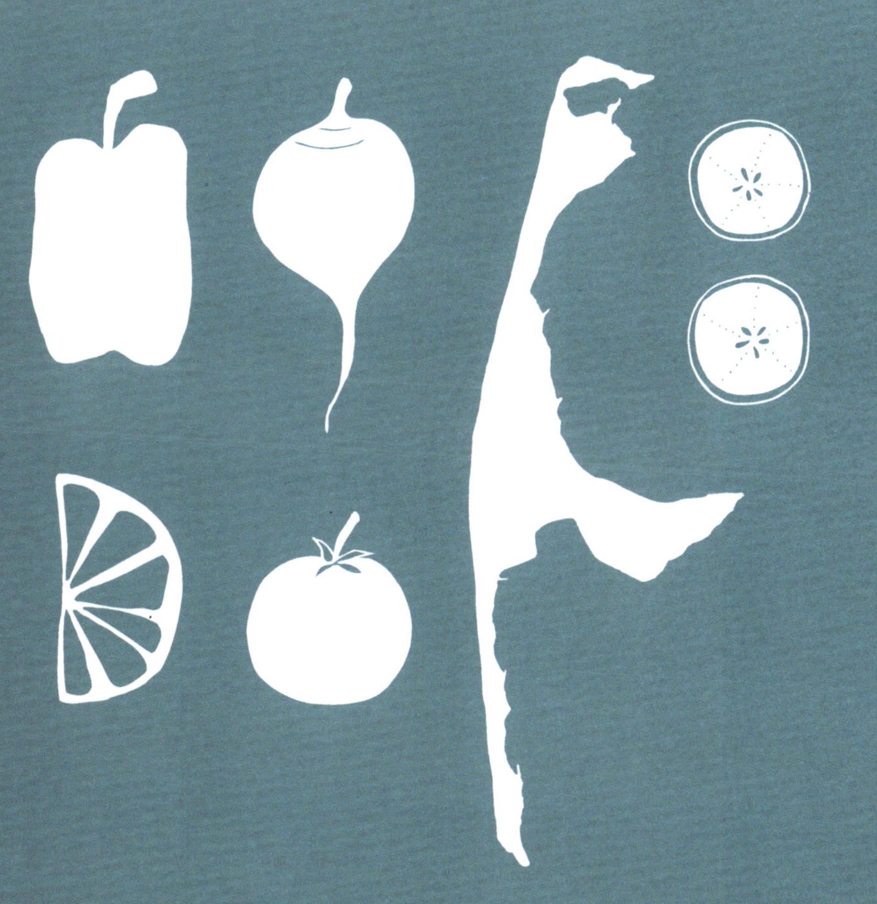

Gäste berichten mir, dass sie oft viele Jahre gebraucht haben, sich endlich einmal zu überwinden. Manche waren aber auch kurz entschlossen, wenn sie etwa im Bekannten- oder Verwandtenkreis davon erfuhren. Sofort Feuer und Flamme für die Idee griffen sie gleich zum Hörer und riefen bei uns im Fastenhaus an.

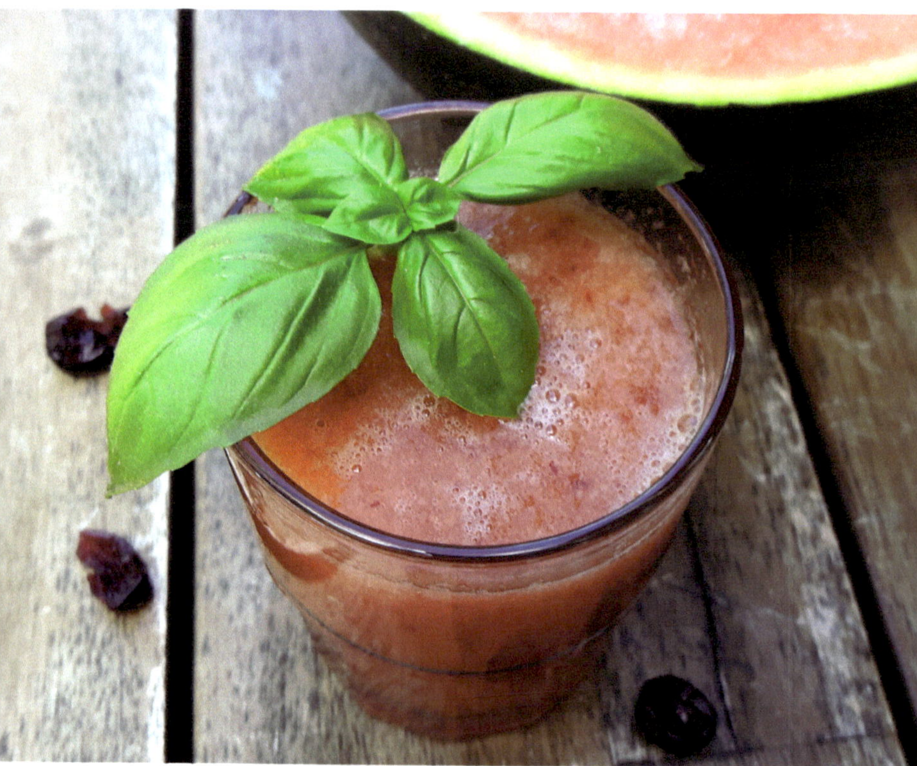

Ein wichtiger Grund für einen solch spontanen Entschluss war häufig, dass ein Gast, der bei uns eine Fastenwoche mitgemacht hatte, besonders vital aussah und der Funke dadurch übersprang: Haut und Haar sind glänzend, der Teint ist gesund, die Ausstrahlung rundum positiv – und irgendwie ist die Person ungewöhnlich gelassen und heiter.

Erfahrene Fastende schätzen außerdem den hohen Erholungswert einer Fastenwoche, der dem von zwei bis drei normalen Urlaubswochen entspricht. Sie kommen oft wegen dieser „Power-Erholung". Eine weitere Motivation ist, dass viele davon träumen – oder es einfach dringend nötig haben –, sich einmal eine Woche Zeit für sich zu nehmen, ohne sich um irgendetwas kümmern zu müssen. Der Alltag ist oft überladen von Aufgaben. Man funktioniert zwar wunderbar, hat aber eigentlich kaum Zeit zu hinterfragen, wie es einem eigentlich selbst geht und ob eigene Bedürfnisse auch tatsächlich erfüllt und befriedigt werden. Der ständige Druck, Leistung bringen zu müssen, mündet nicht selten in Unwohlsein oder gar Krankheit. Beim Fasten können wir uns ganz auf uns selbst konzentrieren. Der Weg dahin kann ganz leicht verlaufen oder manchmal ein bisschen holprig sein, je nachdem wie wir vor dem Fasten so gelebt haben. Wer sich auf eine Fastenwoche physisch und mental gut einstellt, hat meistens einen besseren Einstieg als Fastende, die bis zuletzt in Beruf oder Familie schuften und dann nach Sylt hetzen.
Auch ist es sinnvoll, die Fastenpremiere in einer Gruppe zu erleben. In der Gemeinschaft helfen wir einander und finden schnell gute GesprächspartnerInnen zum Austausch unserer Gedanken und Anliegen. Außerdem motivieren die Erfahrenen die Erstfastenden: Denn wenn jemand eine Fastenwoche – oft bereits zum zehnten Mal – wiederholt und davon schwärmt, dann muss er oder sie offensichtlich sehr gute Erfahrungen damit gemacht haben. Durch das Mitgetragenwerden in der Gruppe fällt das Fasten also einfach leichter. Auch die FastenleiterIn kümmert sich natürlich um alle in der Gruppe und weiß um die kleinen Fastenkrisen, die gelegentlich auftreten können.
Das Wertvollste an einer Fastenzeit ist, dass man sich danach deutlich besser spürt. Man weiß, was man möchte und was einem eher

nicht passt, und hat endlich auch die Kraft, Dinge zu verändern, mit denen man bisher unglücklich war. Wir modernen Menschen mit unseren Vernetzungen quer durch die Welt sind ja nur allzu oft durch unsichtbare Fäden an unsere Routinen gefesselt. „Die Menschen gehen lieber zugrunde, als dass sie ihre Gewohnheiten ändern", schrieb der Schriftsteller Leo Tolstoi. Nach der Fastenzeit haben wir eine Woche Abstand zu diesen Gewohnheiten und unserem Alltag. Das erhöht die Bereitschaft, etwas zu verändern. Natürlich können wir nicht alles auf einmal angehen, aber nach jedem Fasten ein oder zwei kleine Dinge zu überdenken, loszulassen oder zu variieren, kann langfristig Großes bewirken. Wir haben es selbst in der Hand, nach diesem „Reset" unser Leben neu auszurichten.

Und damit beantwortet sich auch unsere Eingangsfrage: Wieso eigentlich fasten? Wenn wir nichts essen, muss der Körper nichts verdauen und spart dadurch eine Menge Energie, die er nun einsetzen kann, um sich um seine körperlichen und seelischen Baustellen zu kümmern. Das passiert übrigens auch ganz von selbst, wenn Kinder krank sind: Sie haben dann meistens keinen Appetit und essen nichts – kaum sind sie wieder gesund, holen sie alles nach. Wir Erwachsenen haben diese natürliche Reaktion oft nur verlernt, weil uns in jungen Jahren eingebläut wurde: Kind, iss, wenn du gesund werden willst!

Es gibt aber noch weitere gute Antworten auf die Frage, warum wir von Zeit zu Zeit einmal fasten sollten:

- Eine Fastenzeit fördert die Entgiftung der Zellen.
- Der Körper hat jetzt Zeit für Zellreparaturen. Diese kann er nur in essfreien Phasen durchführen, in denen Verdauungsruhe herrscht.
- Wir nehmen ab – eigentlich ist das nur ein Nebeneffekt, aber für viele ebenfalls wichtig für das Wohlbefinden.

Auch ich sage darum heute, nach vielen Jahren als Leiterin unseres Sylter Fastenhauses, was dessen Gründerin Ulla Werner, meine Mutter, schon vor Jahrzehnten erkannt hat: Iss einfach mal eine Woche nichts, wenn Körper, Geist und Seele gesunden sollen.

Warum wandern?

Der Unterschied zwischen herkömmlichem Fasten ohne besondere Aktivitäten und dem Fastenwandern ist immens. Schließlich treiben wir quasi Sport, wenn wir täglich etwa drei bis vier Stunden wandern – und das meistens recht zügig! Deine Muskeln

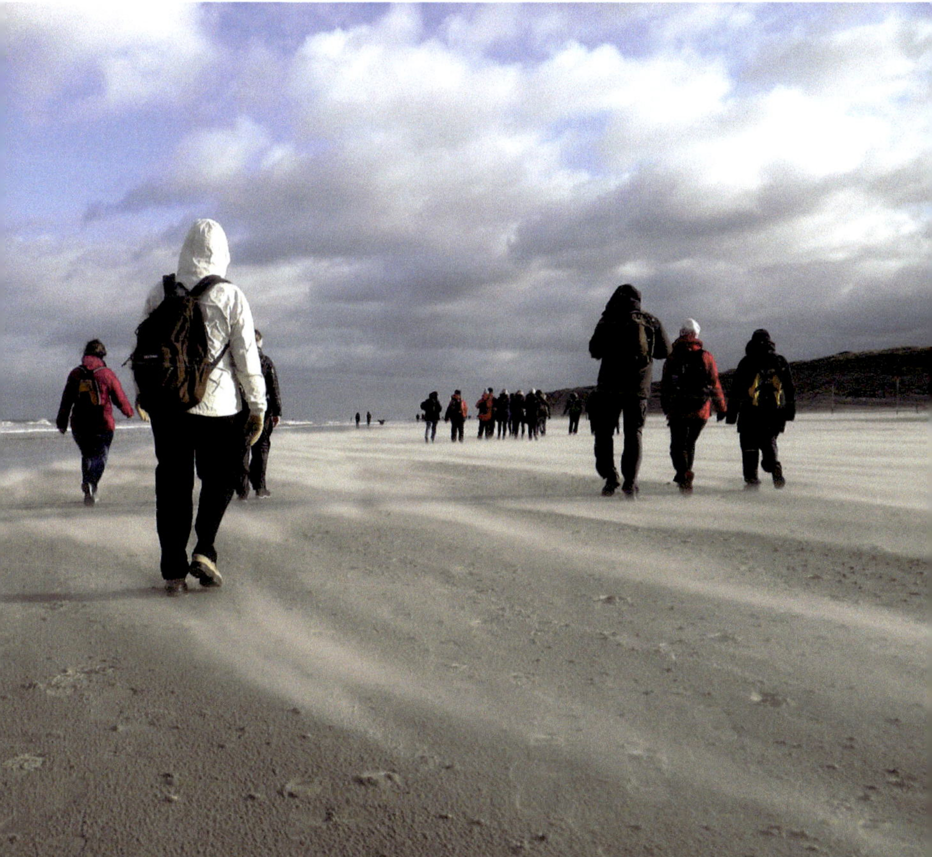

werden trainiert, der Darm massiert und wichtige Schutz-, Reparatur- und Aufbauprozesse werden angestoßen. Wissenschaftliche Daten zeigen, dass sich Bewegung als eine wirksame Therapie bei fast allen Krankheiten erweist und vorbeugend hilft, gesund zu bleiben. Gerade Wandern, Walken und Radfahren in der Natur fördern die Erholung und Regeneration nachhaltig.

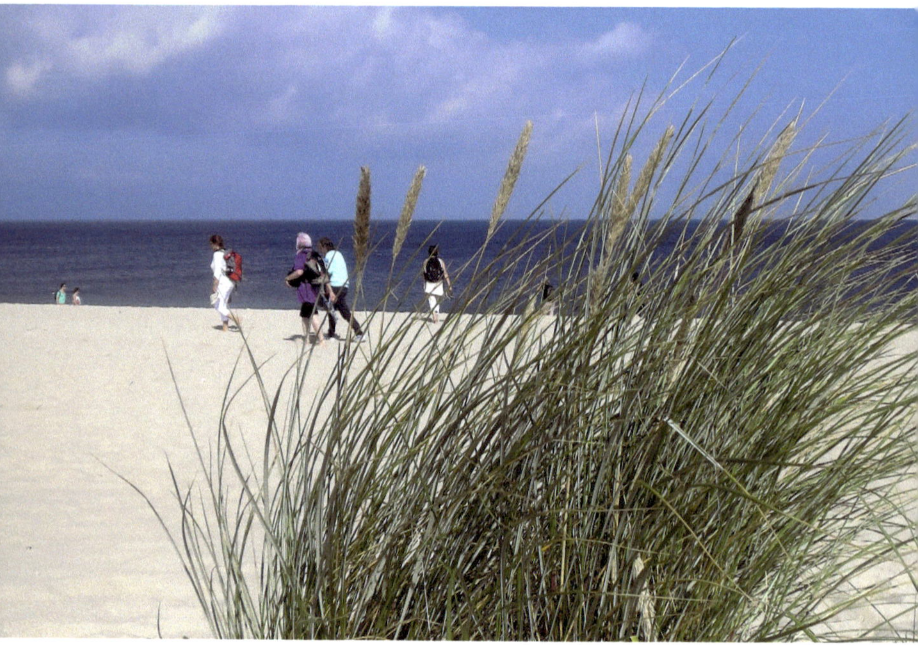

Durch das Fastenwandern kommen wir aber auch mental wieder in Bewegung. Allein schon der Entschluss, „Fastenwandern zu gehen", ist innerlich mit einem ganz anderen Lebensgefühl verbunden, als die Entscheidung, zu Hause auf dem Sofa zu fasten. Wer sich zum Fastenwandern entschließt, will ganz bewusst aktiv und in Bewegung bleiben. Dieser Mensch gibt tief innen das Signal: „Hey, ich will jetzt nicht in den Winterschlaf fallen, sondern wach und aufmerksam bleiben."

Bereits das bringt einen meditativen Aspekt ins Wandern. Dieses Prinzip der wachen Aufmerksamkeit zieht sich dann auch wie ein roter Faden durch unsere Fastenwandertouren auf der Insel. In einer Landschaft wie Sylt, die inmitten des UNESCO-Weltnaturerbes Wattenmeer liegt, fällt es zum Beispiel viel leichter, einmal ganz aufmerksam den Blick in die Natur zu richten. Auf manchen Streckenabschnitten fordern wir dich dazu auf, eine Zeit lang zu schweigen. Du erhältst so die Möglichkeit, unmittelbar und mit allen Sinnen die Landschaft, das Meer und die Luft wahrzunehmen, statt dem endlosen Grübeln und Problemewälzen im Kopf zu folgen. Im bewussten Gehen gelingt es ganz besonders gut, aus Gedankenmustern auszusteigen und wieder das echte Leben im aktuellen Moment zu fühlen. Du spürst deinen Körper, der Geist und die Seele erhalten den nötigen Freiraum und kommen zur Ruhe.

Beim Wandern werden ständig beide Hirnhälften aktiviert. Der natürliche Ausgleich zwischen diesen Hemisphären im Kopf ist wichtig, denn als Erwachsene nutzen wir unser Gehirn meistens sehr einseitig. Das wirkt sich negativ auf Gesundheit, Kreativität und Empathie aus. Durch Körperbewegungen, die mal von der rechten und mal von der linken Hirnhälfte koordiniert werden, bringen wir unsere „Denkzentrale" wieder in Balance. Gehen und Laufen bewirken solche Überkreuzbewegungen. Sie gehören zu unserem ursprünglichen Bewegungsmuster. Wenn wir beim Gehen den linken Fuß nach vorne setzen, pendelt gleichzeitig der rechte Arm zum Ausgleich mit in diese Richtung. Beim nächsten Schritt ist es umgekehrt.

So fördert das Laufen eine Körperkoordination, die bereits nach wenigen Minuten des bewussten Ausführens die Aktivität beider Gehirnhälften ausgleicht. Nicht von ungefähr verabreden sich Manager heutzutage bei wichtigen Gesprächen zu einem Spaziergang oder gehen bei Entscheidungsschwierigkeiten joggen oder wandern. Sie wissen, dass beim Gehen die besten Einfälle und Ideen kommen. Auch der wachsende Trend, auf dem Jakobsweg zu pilgern, rührt nicht zuletzt daher, dass mancher sich dabei seine Sorgen „weggewandert" hat. Das hat mit den physiologischen Vorteilen zu tun, die allein durch die Bewegung an frischer Luft entstehen, und mit den positiven Effekten des Wanderns auf unseren Hormonhaushalt und die Hirnaktivität.

Die Strategie, durch Laufen Zeiten mit knapper Nahrung zu überbrücken, entspricht außerdem rein evolutionär viel eher unserem menschlichen Naturell als die Lösung mancher Tierarten, Hungerperioden durch Ruhestarre oder Winterschlaf zu überbrücken. Schließlich sind wir aus Jägern und Sammlern hervorgegangen. In den prähistorischen Gruppen des Homo erectus und des frühen Homo sapiens war es völlig normal, nicht ständig Nahrung verfügbar zu haben. Wenn Beeren und Wild nicht greifbar waren, musste man eben mit leerem Magen weiterwandern, bis man sie fand. Man könnte sagen, durch Fastenwandern, also die aktive Suche nach Nahrung, hat sich die Menschheit von ihrer Wiege in Afrika über den ganzen Planeten ausgebreitet. Bis heute gibt es noch viele Völker, die immer wieder mit Nahrungsknappheit umgehen müssen. Nicht das Fasten, sondern die permanente Verfügbarkeit eines Überangebots von Speisen ist das Ungewöhnliche – und letztendlich Ungesunde. Wandern mit einem Minimum an Nahrung im Bauch ist hingegen das Programm, das ganz tief in unseren Genen verankert ist und mit dem wir von Natur aus leicht umgehen könnten, wenn da nicht manchmal unser innerer Schweinehund wäre.

Was uns Fastenwandernde von hungernden Horden der Frühzeit unterscheidet, ist natürlich vor allem die freie Entscheidung, einmal mehrere Tage auf Nahrung zu verzichten. Aber wenn wir uns

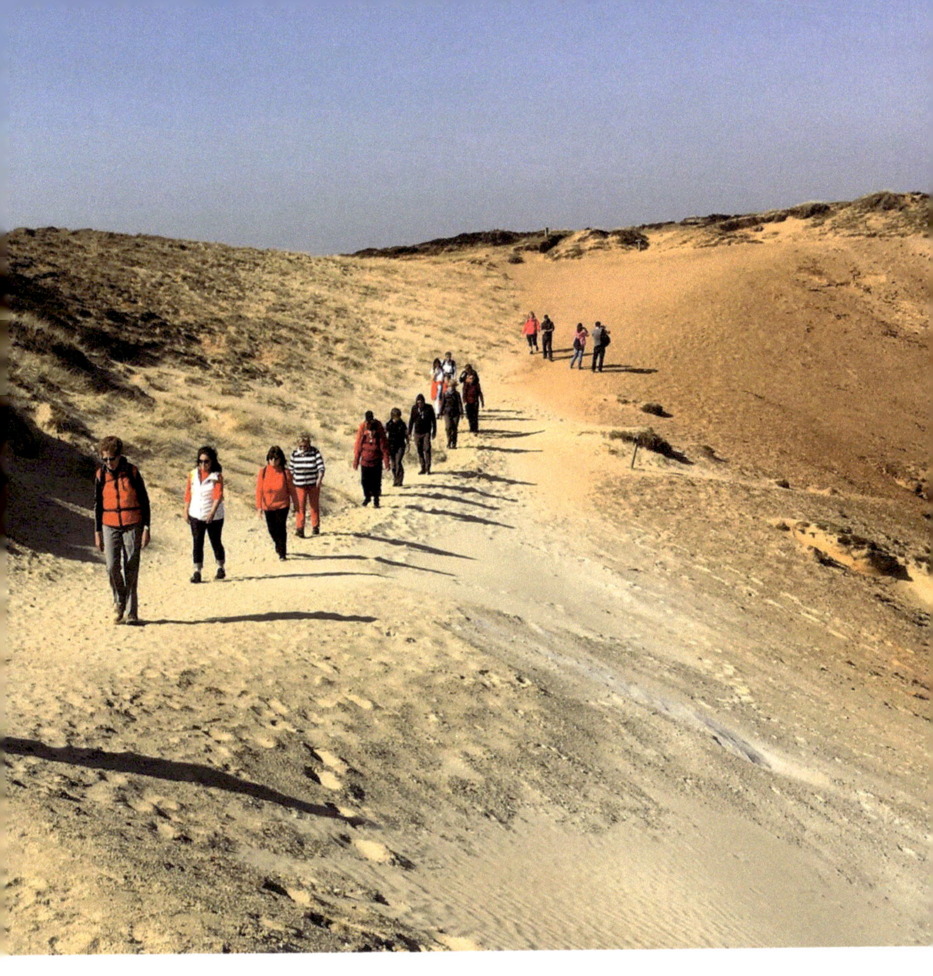

freiwillig dazu entschlossen haben, sind wir bereits den wichtigsten Schritt unserer Fastenwanderung gegangen: Wir haben unsere inneren Widerstände durch die Abwägung des Pro und Kontra überwunden. Das Pro liegt dabei meistens in den Bereichen Gesundheit, Fitness, Reinigung und Schönheit. Da das alles durch richtiges Fastenwandern gefördert wird, sind wir schließlich gern bereit, einmal auf Gewohntes zu verzichten.

Und damit du deinem besagten Schweinehund weitere Pluspunkte bei dieser Entscheidungsfindung präsentieren kannst, möchte ich dir hier noch ein paar Hinweise mehr zu den zahlreichen Vorteilen des Wanderns geben:

- Wenn wir wandern, bleibt unser Kreislauf aktiv. Körperlich sehr schwache Phasen, wie sie beim Fasten auf dem Sofa gern auftreten, sind dadurch seltener.
- Auch die Effekte der Entgiftung sind wandernd nicht so lange zu spüren wie bei Unbeweglichkeit. Das tiefere Atmen beim Wandern und die körperliche Bewegung bringen die Lymphe in Schwung, und das beschleunigt den Stoffwechsel. Alte, angesammelte Gifte, die durch das Fasten ausgeschwemmt werden, verlassen deshalb rascher den Körper über die Ausscheidungen und den Atemzyklus. Das bedeutet: Kopfschmerzperioden und andere unangenehme Wirkungen der Remobilisierung alter Depotstoffe sind deutlich verkürzt.
- Zu guter Letzt: Beim Fastenwandern tust du nicht nur dir selbst etwas Gutes. Du hilfst während eines Fastenwanderurlaubs auch beim Insel- und Klimaschutz, weil viele Autofahrten wegfallen: Zwei Beine sind immer noch das beste ökologische Verkehrsmittel.

Fastenwandern am Meer

Mein Team vom Fastenhaus Werner bietet Fastenwanderungen an Nord- und Ostsee und auf Mallorca an. Das Meer ist eine Urkraft, zu der es den Menschen immer wieder hinzieht. Die Weite, die Brandung, das ewige Hin und Her der Wellen entspannt uns, und wir „hören auf zu wollen, wollen, nur Meer, nur Meer“, wie es der Dichter Erich Fried voller Begeisterung formulierte.

Das Fastenwandern am Meer bietet ideale Voraussetzungen für den Gesundheitsurlaub. Denn auf Sylt und an anderen brandungsreichen Küstenorten kommt man in den Genuss des sogenannten Thalasso-Effekts. Die Luft ist hier dank der Wellenbewegung von feinsten Tröpfchen des Meerwassers geschwängert. Das ist beim Wandern über die Insel oft als feiner Dunst in der Ferne erkennbar. Manche Menschen kommen extra wegen dieser Aerosole für wochenlange Kuren auf die Nordseeinseln. Sylter Fastenwandernde profitieren von diesem Bonus laufend ganz nebenbei – beim Strandwandern atmen wir nämlich mit jedem Schritt die maritimen Aerosole besonders tief ein, da das Gehen über Sand etwas beschwerlicher ist als der Gang über die Straße. So erhalten wir eine gesundheitsfördernde Inhalationstherapie, die die Lun-

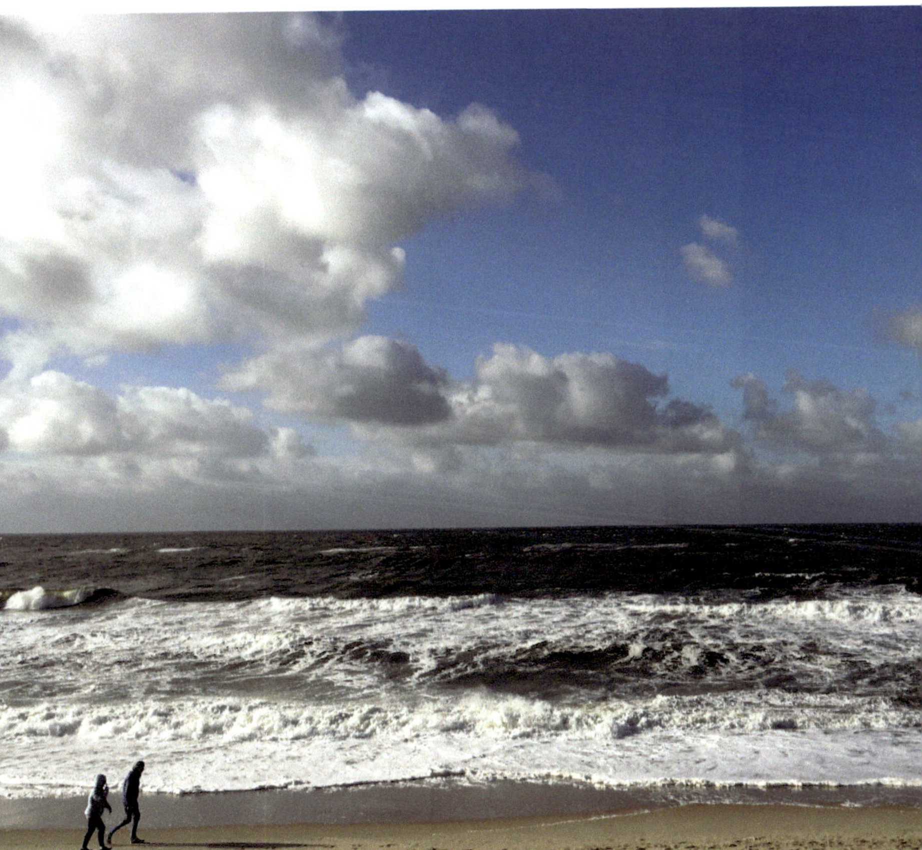

gen stärkt, den Reinigungsprozess fördert und dem Körper eine Menge wichtiger Inhaltsstoffe liefert. Der markante Slogan „Sylt – eine Luft wie Champagner“ ist also nicht von der Hand zu weisen. Annette, ein Fastengast aus München, war völlig begeistert von dieser reinen und weichen Luft auf Sylt und fand, dass „die Luft so klar ist wie ein Glas Wasser“.

Wanderungen am Flutsaum wirken auf diese Weise belebend und reinigend bei Bronchitis, aber ebenso bei Hautproblemen wie Un-

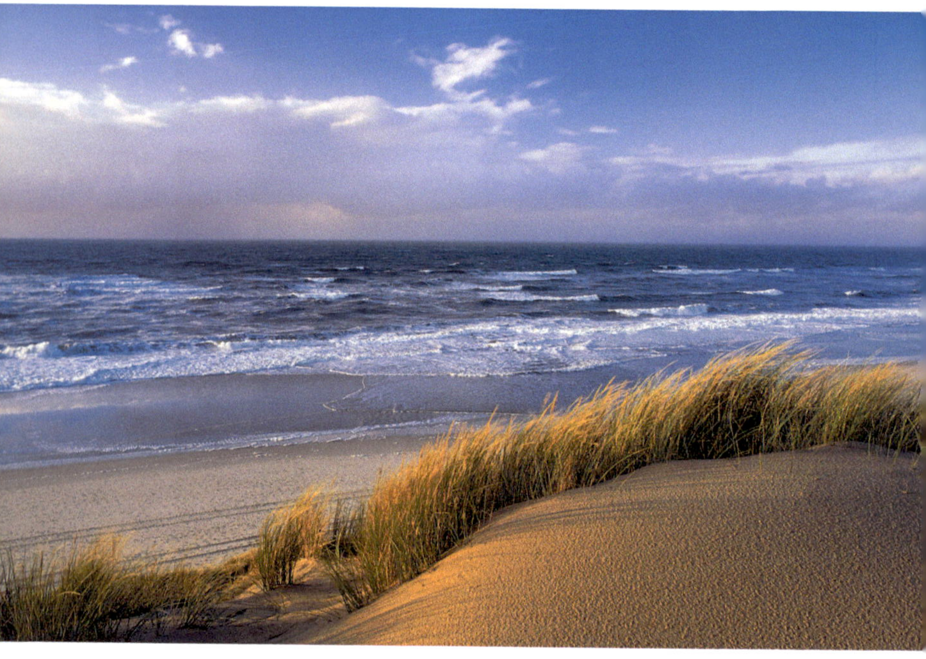

reinheiten, Akne, Ekzemen oder Schuppenflechte, weil sich ein sanfter Film von heilenden Salzen auch auf die Haut legt. Nur hier, unmittelbar am Meer in Verbindung mit Temperatur, Wind und Sonnenstrahlung, entfaltet sich das gesunde Reizklima. Je bewegter das Meer, desto höher ist die Konzentration der Aerosole, also ganz besonders im Winterhalbjahr. In dieser Zeit, in der sich

der Stadtmensch in der Regel weniger draußen aufhält, wirkt sich übrigens auch die UV-Strahlung durch den Sonnenschein positiv auf die Vitamin-D-Bildung aus und hellt die Stimmung auf.
Eine weitere Besonderheit neben dem eigentlichen Fasten ist beim Fastenwandern das Laufen in verschiedenen Landschaftstypen. Dadurch, dass wir die Insel zu Fuß erkunden, erleben wir sie ganz anders als aus Auto oder Bus. Hinzu kommen noch die Erläuterungen der FastenleiterInnen, die mit ihren Geschichten jeden Ort lebendig werden lassen. Viele unserer Gäste, die meinen, Sylt schon gut zu kennen, sind oft erstaunt über die Entdeckung ganz neuer Wege und Seiten der Insel.
Wir bieten im Fastenhaus Werner ganzjährig Fastenwanderungen an, denn sie tun zu jeder Jahreszeit gut, auch wenn es da ganz unterschiedliche Vorlieben gibt. Sehr fröstelige Personen kommen gern in den wärmeren Monaten, während Gäste, die viel Fett verbrennen möchten oder von Heuschnupfen geplagt werden, Januar oder Februar vorziehen. Die traditionelle und beliebteste Fastenzeit ist das Frühjahr. Nach der Jahreswechsel-Völlerei gilt es, den Winterblues zu vertreiben und den Körper in Form zu bringen.
Neben Sylt bieten wir das Fastenwandern mit Buchinger-Verpflegung auch auf Mallorca, auf den Nordseeinseln Norderney und Amrum sowie an der Ostsee auf dem Darß und auf Rügen an. Auch haben wir auf Sylt und Mallorca ein Basenfastenangebot. Das Grundkonzept ist bei allen Kursangeboten ähnlich: Am Vormittag erkunden wir die Landschaft zu Fuß oder mit dem Fahrrad. Der Nachmittag bleibt stets zur freien Verfügung, und am Abend gibt es ein wechselndes, auf das Fasten zugeschnittenes Abendprogramm. Natürlich beziehen wir örtliche Besonderheiten immer in unsere Fastenwochen mit ein. Auf Rügen besuchen wir den Kreidefelsen, und auf Amrum steht regelmäßig eine Wattwanderung auf dem Plan.

HEIKES FÜNF TOP-GRÜNDE FÜR DIE FASTENKUR

1. Werfe Ballast ab und wage Neues

Lege einfach mal mit Fastenwandern eine Pause ein, gönn dir eine Auszeit und drücke den Resetknopf. Du verlässt für eine Weile deine beruflichen und familiären Bindungen und bist weit weg von Termindruck, Telefon und Fernsehen. Genieße die Ruhe und das Wandern am Meer. Mit jedem Schritt entfernst du dich von deinem Alltag und beginnst bald, deine Gewohnheiten zu überdenken. Während des Fastens werden die Sinne geschärft, und du bist empfänglicher für deine eigenen Wünsche. Das Fastenwandern liefert auf diese Weise Impulse und motiviert zu einem bewussteren Lebensstil. In unseren Seminaren erhältst du zu diesen Themen viele Anregungen.

2. Reinige deine Zellen

Schon durch eine Nahrungsabstinenz ab 14 Stunden wird der Vorgang der Autophagie gestartet und läuft während der gesamten Fastenzeit auf vollen Touren. In diesem Selbstreinigungsprozess der Zellen werden fehlerhafte oder nicht mehr benötigte Zellbestandteile abgebaut oder wiederverwertet, während der bestehende Zellschaden gleichzeitig repariert oder durch neue Zellen ersetzt wird. Das Thema Autophagie wurde bekannt durch die Verleihung des Nobelpreises für Medizin und Physiologie 2016 an den japanischen Zellbiologen Yoshinori Ohsumi.

3. Lass die Kilos purzeln

Das Fasten führt in der Regel zu einem Gewichtsverlust. Dabei kommt es auf die körperliche Konstitution des Einzelnen an. Manche nehmen vier oder fünf Kilo in einer Woche ab, andere nur ein Kilo. Durch die Gewichtsreduktion und zunehmende Fitness steigt die Freude an der Bewegung. Fastenwandern verbessert das eigene Körpergefühl, und eine dauerhafte Ernährungsumstellung gelingt viel leichter. Das natürliche Gefühl von Hunger und Sättigung kehrt zurück und das Gefühl dafür, welche Nahrung dir am besten bekommt.

4. Werde Teil einer Gruppe

Das Fasten und die Bewegung unter Gleichgesinnten macht mehr Spaß als alleine, und es finden interessante und inspirierende Begegnungen statt. Man fühlt sich von der Gruppe getragen. Das erleichtert auch den Fastenstart und hilft, mögliche Fastenflauten leichter zu überwinden. Du gehst durch einen strukturierten Tag, und die Fastenleitung kümmert sich um alles. Das empfinden viele als besonders angenehm. Schnell wird die Fastenleiterin dann zur „Fastenmutti“.

5. Bleib gesund und fit

Eine Zeit lang auf Nahrung zu verzichten oder sich auch generell beim Essen zu beschränken hat in unserer Zeit des Überflusses eine wohltuende und gesundheitsfördernde Wirkung. Das Fasten ist ein gut untersuchtes Selbstheilungsverfahren, das zahlreichen Fastengästen ihre Gesundheit zurückgegeben hat. Es wird auch „Operation ohne Messer“ genannt, weil tief greifende Veränderungen und Vorteile zu erwarten sind. Das Immunsystem wird gestärkt, und der nächste Winter geht auch mal ohne Erkältung vorüber. Mein Team und ich erhalten immer wieder Rückmeldungen von Gästen, dass Gelenke wieder leichter bewegt werden können und rheumatische Beschwerden sich bessern – ebenso wie Migräne und Allergien. Deutlich wahrnehmbar ist das schönere Hautbild nach einer Fastenzeit, auch die Haare glänzen und das Weiß der Augen ist strahlender.

Ulla Werner

INTERVIEW MIT DER FASTENPIONIERIN VON SYLT

Dein Leben war ja die reinste Fastenwanderzeit …
Ja, ich betreibe Fasten und Wandern jetzt schon seit mehr als 40 Jahren.

Hattest du ein Vorbild?
Der Fastenwanderer Christoph Michl war von einem Fastenmarsch über 500 Kilometer in Schweden inspiriert. Er suchte damals Leute, die sich für das Fastenwandern begeistern können, um die Idee bekannt zu machen. Mit Michl bin ich durch viele Regionen in Deutschland gewandert und auch einige Male über die Alpen. Dabei habe ich gemerkt, dass wir unsere Grenzen der Leistungsfähigkeit meist zu eng stecken. Wir können fast alle weitere Strecken laufen, als wir uns vorstellen können.

Was gab es denn damals zum Essen auf den Wanderungen?
Wie heute auch – nach Buchinger: Tee, Säfte, Gemüsebrühe.

Und dann hast du das Fastenwandern nach Sylt gebracht?
Ja. Ich merkte, wie gut mir und vielen anderen Leuten das Fastenwandern gefällt. Anfang der 90er-Jahre hatte ich dann die Idee, auch hier auf Sylt das Fastenwandern anzubieten. Zunächst hielt ich nur Vorträge, ein Jahr später begann ich, Fastenwochen über die Volkshochschule anzubieten, und später gründete ich mit meinen Töchtern das Fastenhaus Werner. Ich war ganz überrascht, wie groß das Interesse war. Es begann mit drei Fastenwanderungen im Jahr. Ich führte die Gäste selbst, kannte mich ja auf dieser Insel gut aus und konnte viel Wissenswertes während der Wanderungen erzählen. Beim Wandern erlebt man die schönen Landschaften intensiver, und es entstehen gute Gespräche mit den Mitfastenden.

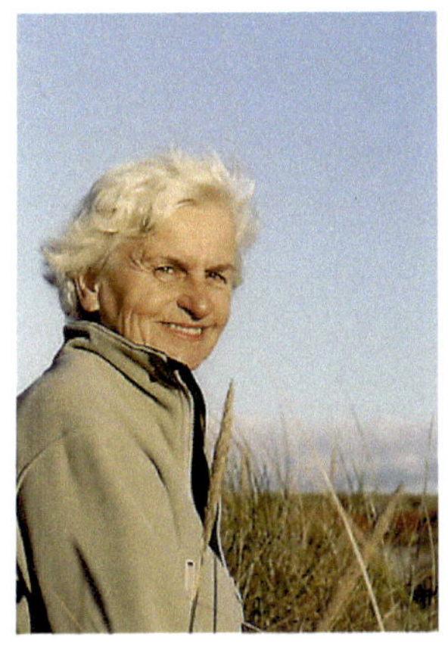

Was ist besonders gut beim Fastenwandern?

Vor allem die Bewegung. Meine Erfahrung ist, dass der Mensch durch die Kombination von Fasten und Wandern länger gesund bleiben kann. Auch ist es wichtig für den Einsteiger, nach der ersten Fastenwanderwoche seinen Lebensstil etwas zu ändern. Nicht alles auf einmal, sondern Schritt für Schritt. Gesündere Ernährung ist wichtig. Ich habe meine Ernährung nach und nach umgestellt: Statt Salzkartoffeln nahm ich bald nur noch Pellkartoffeln. Dann verzichtete ich auf Weißmehl und begann, Vollkornbrötchen selbst zu backen. Später habe ich aufs Auto verzichtet und fahre seitdem nur noch Fahrrad oder gehe zu Fuß. Bewegung tut einfach gut.

Auch im hohen Alter bist du noch immer dabei?

Ja, ich gehe weiterhin wandern, und ich faste auch. Gelegentlich arbeite ich auch noch in unserem Sylter Fastenhaus mit, serviere die Gemüsesuppe oder zeige unseren Gästen die schönen Seiten der Insel. Natürlich mache ich auch noch privat viele Wanderungen in Deutschland oder im Ausland. Oder ich gehe auf Fahrradtouren – die letzte habe ich gerade durch Frankreich gemacht. Das Wunderbare: Ich bin gesund und habe keine Krankheiten.

Herzlichen Glückwunsch! Wer sich wie du so aktiv mit dem Fahrrad oder in Wanderschuhen dem 80. Geburtstag nähert, wird garantiert auch noch das 100. Lebensjahr erreichen …

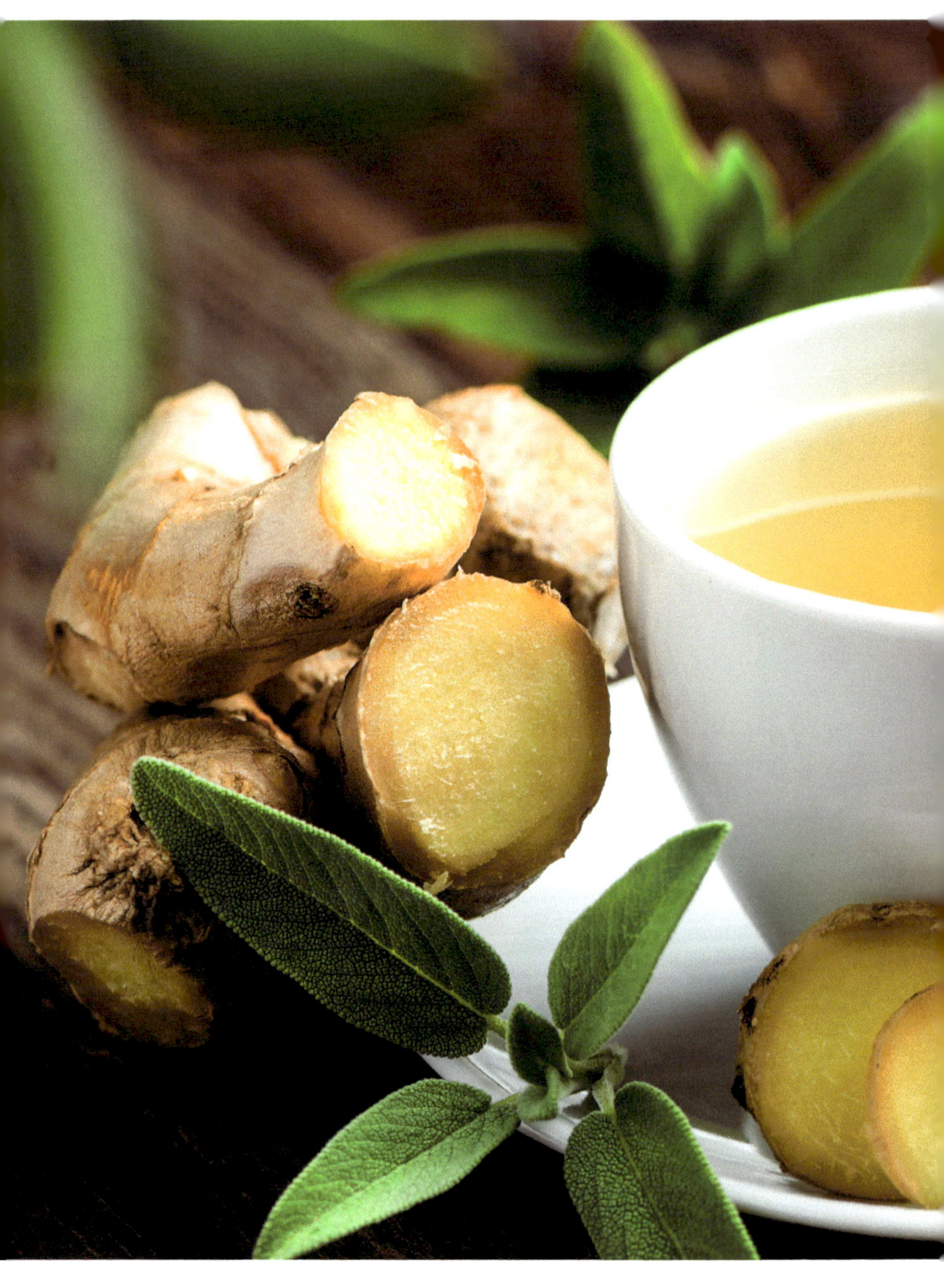

FASTEN

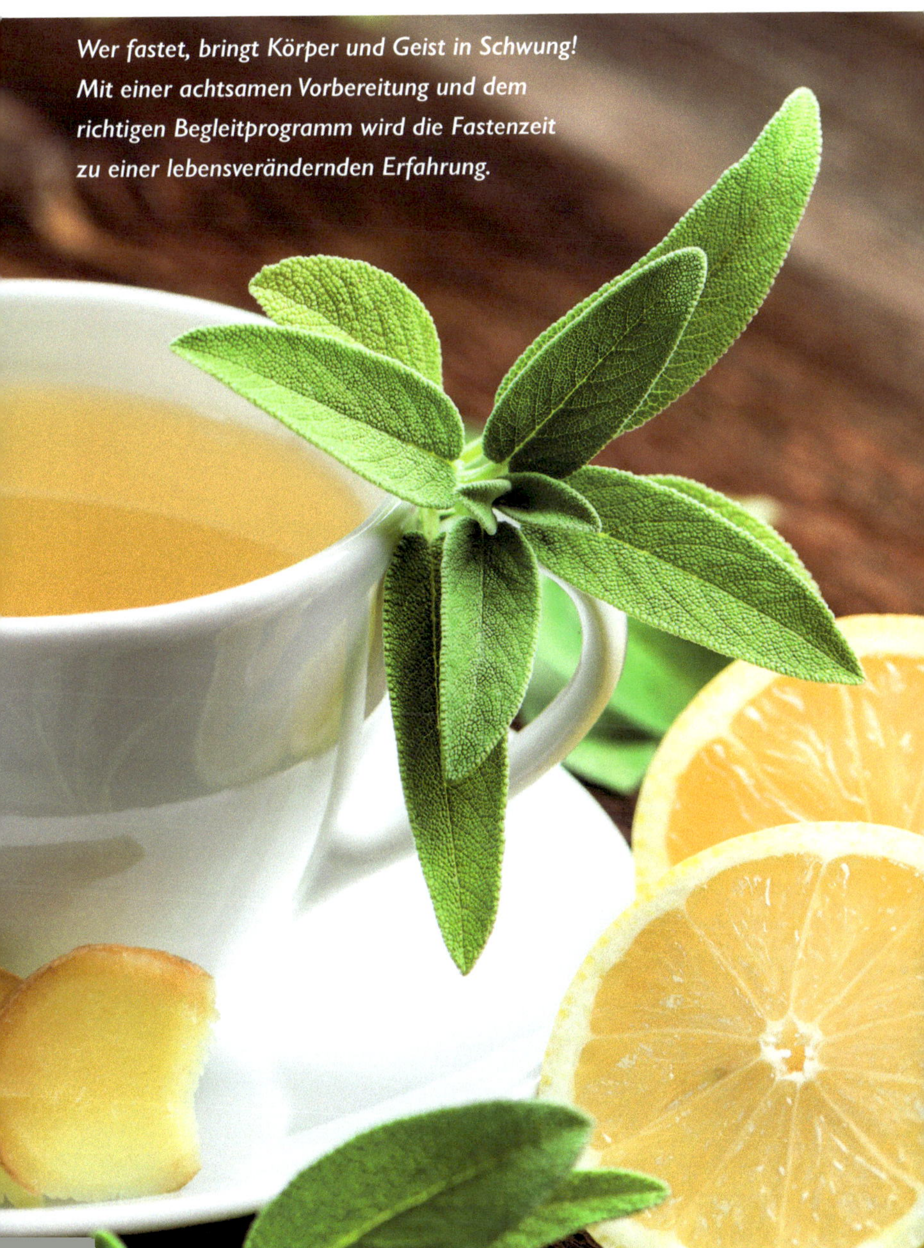

Wer fastet, bringt Körper und Geist in Schwung! Mit einer achtsamen Vorbereitung und dem richtigen Begleitprogramm wird die Fastenzeit zu einer lebensverändernden Erfahrung.

Unsere Fastenmethoden

Wir essen zu oft, und wir essen zu viel. Die Essfallen lauern überall. Hier ein Cappuccino, da ein Stückchen Käse. Gern noch ein Riegel Schokolade für die Nerven, und dann sind da ja noch die leckeren Reste vom Vortag, die man nicht wegschmeißen möchte. Vermutlich kennst du das. Schreibe aus Spaß doch mal für ein paar Tage auf, wann und was du alles isst. Die meisten werden staunen, was da so zusammenkommt.

Ich weiß, wovon ich spreche – darum habe ich bei mir vorgesorgt: An meinem Arbeitsplatz im Fastenhaus gibt es außer Tee keine Verlockungen, weder Kekse noch Kaffeeautomat. Das hat Vorteile: Wir sparen nicht nur Kalorien, sondern auch Zeit, die wir normalerweise mit der Nahrungsaufnahme verbringen würden. Zu Hause aber, wo ich durch meine Familie ständig mit der Essenszubereitung konfrontiert bin, ist Disziplin und Achtsamkeit gefragt. Schlechte Gewohnheiten beim Essen und Trinken verschönern unseren Alltag, machen uns aber über Jahre hinweg krank. Fasten kommt daher eine immer größere Bedeutung zu: Es unterstützt uns dabei, gesund alt zu werden, und das ohne Medikamente.

In der Einführung hast du schon einiges über die gesundheitlichen Wirkungen des Fastens gelesen – sie sind zahlreich und vielfältig: Der Energiehaushalt wird reguliert, denn der Körper wird genötigt, von äußerer auf innere Ernährung umzustellen. Die Stoffwechselvorgänge, die sonst aus der Verdauung von Nahrung gespeist werden, schöpfen jetzt aus den überschüssigen Reserven. Das unterstützt die Reinigung des Körpers.

Außerdem ist unsere Blutzuckerregulation häufig überbeansprucht. Zu viele Mahlzeiten strapazieren den Insulinhaushalt. Langfristig kann das zu einer Insulinresistenz und infolgedessen zu einer Diabetes mellitus Typ 2 führen. Fasten beugt dem vor!

Der positive Langzeiteffekt: Das Sättigungsgefühl, das einem durch ständiges Essen abhandengekommen ist, wird wieder wahrgenommen. Die Kommunikation zwischen Magen und Gehirn verbessert sich, und das Wohlgefühl, sich satt zu fühlen, stellt sich spürbar ein.

Natürlich freuen sich viele, wenn dann auch die Pfunde purzeln. Aber – Fasten ist keine Diät. Es ist viel mehr: Du fühlst dich gereinigt, kraftvoll und beflügelt. In unserem Fastenhaus verwirklichen wir dieses Ziel mithilfe von drei wesentlichen Ansätzen: Fastenwandern, Heilfasten nach Buchinger und Basenfasten.

DAS FASTENWANDERN

Woran erkennt man eine Fastengruppe? An Wanderrucksack, Thermoskanne und Gesprächen über das Essen. Das Fastenwandern auf Sylt ist von Christoph Michl inspiriert, dem Begründer der Fasten-Wander-Bewegung. Meine Mutter ging früher zweimal im Jahr mit Christoph Michl quer durch Europa fastenwandern. Sieben Mal überquerte sie sogar fastend die Alpen und kehrte stets energiegeladen und euphorisch zurück. Aufgrund dieser Erfahrungen begann Ulla, Fastenwandern auf Sylt anzubieten.

Während einer Fastenwoche wandern wir im Fastenhaus Werner täglich am Vormittag rund vier Stunden lang zu den schönsten Zielen der Umgebung. Die körperliche Bewegung, die für die meisten nicht Strapaze, sondern Offenbarung ist, hat viele Vorteile. Sie unterstützt die Ausscheidungsvorgänge und hält die Leistungsfähigkeit und den Kreislauf stabil. Dank der Bewegung kommt es außerdem zu einem Gewichtsverlust, der fast ausschließlich das Fettgewebe und nicht die Muskulatur betrifft. Darüber hinaus hat das Fastenwandern in der Natur einen sehr meditativen Charakter: Die Gedanken kommen und gehen, und der Geist wird zunehmend ruhig.

Das Wandern in der Gruppe motiviert zur Bewegung. Allein würden viele wohl kaum solche Strecken zurücklegen. Während der Wanderungen genießen wir die Natur, und auf besonders schönen Abschnitten gehen wir auch gern schweigend. So hat jeder Raum für innere Einkehr.

Der Nachmittag ist frei für individuelle Gestaltung. Als besonders wohltuend wird oft empfunden, sich endlich mal um nichts kümmern zu müssen, sondern einfach nur den Empfehlungen der Fastenleitung zu folgen.

Das Besondere am Fastenwandern ist die Gruppendynamik: Sie unterstützt die Fastenzeit tief greifend. In Gemeinschaft zu fasten bedeutet aber nicht, dass es nicht genügend Freiräume gibt, um sich zurückzuziehen. Du darfst an allem teilnehmen, aber es steht dir natürlich frei, wie du deinen Tag gestaltest. Förderlich ist ein Gleichgewicht zwischen Bewegung und Ruhephasen.

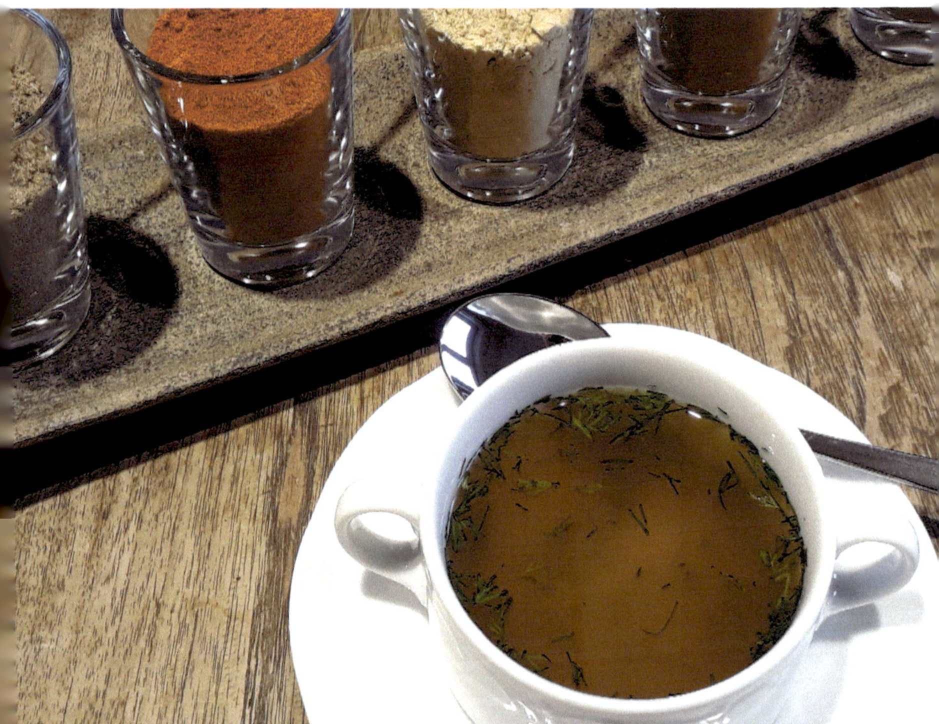

HEILFASTEN NACH BUCHINGER

Während der Fastenwanderwoche werden die Gäste im Fastenhaus Werner nach der Methode von Dr. Otto Buchinger verpflegt. Tee, Saft, Wasser und Gemüsebrühe stehen auf der Speisekarte. Buchinger entwickelte diese Methode 1920 in seiner eigenen Heilfastenklinik, der ersten überhaupt in Deutschland. Der Arzt litt unter schwerem Rheuma, und die damaligen medizinischen Behandlungsmethoden halfen ihm nicht. Er probierte das Heilfasten aus und erfuhr dadurch Linderung. Das begründete er damit, dass der Körper beim Fasten seine Selbstheilungskräfte aktiviert. Noch heute werden Fastenkliniken am Bodensee und in Marbella in Spanien von Mitgliedern der Familie Buchinger geleitet. Das Heilfasten nach Buchinger ist in Europa die häufigste Fastenmethode. Das Konzept des Buchinger-Heilfastens, wie es in Fastenkliniken praktiziert wird, basiert auf medizinischen Erfahrungen und bezieht die beiden anderen traditionellen Gründe des Fastens mit ein: die spirituelle und die zwischenmenschliche Dimension. „Wenn ein Mensch fastet, tut es seinem Körper gut; wenn eine Gemeinschaft fastet, wächst sie zusammen, und in beiden Fällen vereinfacht sich der Zugang zu spirituellen Erfahrungen", schreiben die Autoren Françoise Wilhelmi de Toledo und Hubert Hohler in ihrem Buch „Buchinger-Heilfasten. Die Original-Methode". Die Fastenzeit besteht aus den vier Etappen Planung, Vorbereitung, Fasten und Fastenbrechen mit Aufbauphase. Dabei stützen sieben Säulen das Fasten nach Buchinger:

- Ruhe, Stille und Entspannung
- Bewegung
- die Förderung der Ausscheidungsvorgänge (zum Beispiel Darmhygiene, Leberwickel)
- die Hilfsmethoden (zum Beispiel Massagen, Colon-Hydro-Therapie, Akupunktur)

- eine fachkompetente und warmherzige Betreuung
- Fastengetränke
- die „Nahrung für die Seele" (zum Beispiel Quellen positiver Emotionen wie Kunst, Meditation, Natur, zwischenmenschliche Beziehungen und Spiritualität)

Eine Heilfastenkur dauert mindestens drei Wochen und wird von fastenerfahrenen ÄrztInnen begleitet. Darum wird sie in einer Klinik durchgeführt und richtet sich auch an Personen mit chronischen Krankheiten. Demgegenüber bezeichnet man die einwöchigen Seminare im Fastenhaus Werner als Kurzzeitfasten, das eigenverantwortlich und ohne ärztliche Begleitung stattfindet.

BASENFASTEN

In unseren Basenfastenseminaren, ebenfalls mit täglichem Wanderprogramm, fallen für eine Woche alle Säurebildner in der Ernährung weg, und verzehrt werden ausschließlich Basenlieferanten: Obst, Gemüse, Kräuter, frische Keimlinge, Samen, einige Nüsse und neutrale Lebensmittel wie kalt gepresste Pflanzenöle.
Wir haben uns entschlossen, das Basenfasten in unser Programm aufzunehmen, weil es eine milde, aber doch sehr wirksame Fastenform ist. Wenn du dich nicht so recht traust, ganz aufs Essen zu verzichten, oder auch mit Belastungen verschiedener Art zu tun hast, ist das Basenfasten genau richtig. Wir beobachten bei unseren TeilnehmerInnen im Rahmen unserer Basenfastenwochen nur selten Fastenflauten. Die vielen positiven Rückmeldungen nach dem Basenfasten sprechen für sich:
„Hallöchen, nachdem ich im letzten Jahr das erste Mal zu Hause gefastet hatte und es mir nicht immer leicht gefallen ist – so im Familienalltag –, hatte ich mich entschlossen, mich einer Fastengruppe anzuschließen", schreibt beispielsweise Monying aus

Berlin. „Ich habe mich schlussendlich für das Fastenhaus Werner entschieden und das war eine sehr gute Entscheidung: Mit Bettina habe ich nicht nur eine fröhliche, erfahrene und motivierende Fastenleiterin ausgesucht, sondern ich habe auch wunderschöne Wanderungen, energiereiche Yoga-Einheiten und Achtsamkeit genossen. Die Woche war so schnell vorbei, und ich habe mich super gut gefühlt. Besonders hat mir der Frühsport am Strand gefallen – was gibt es Schöneres, als den Morgen mit Bewegung und Blick auf das grandiose Meer zu beginnen?!"

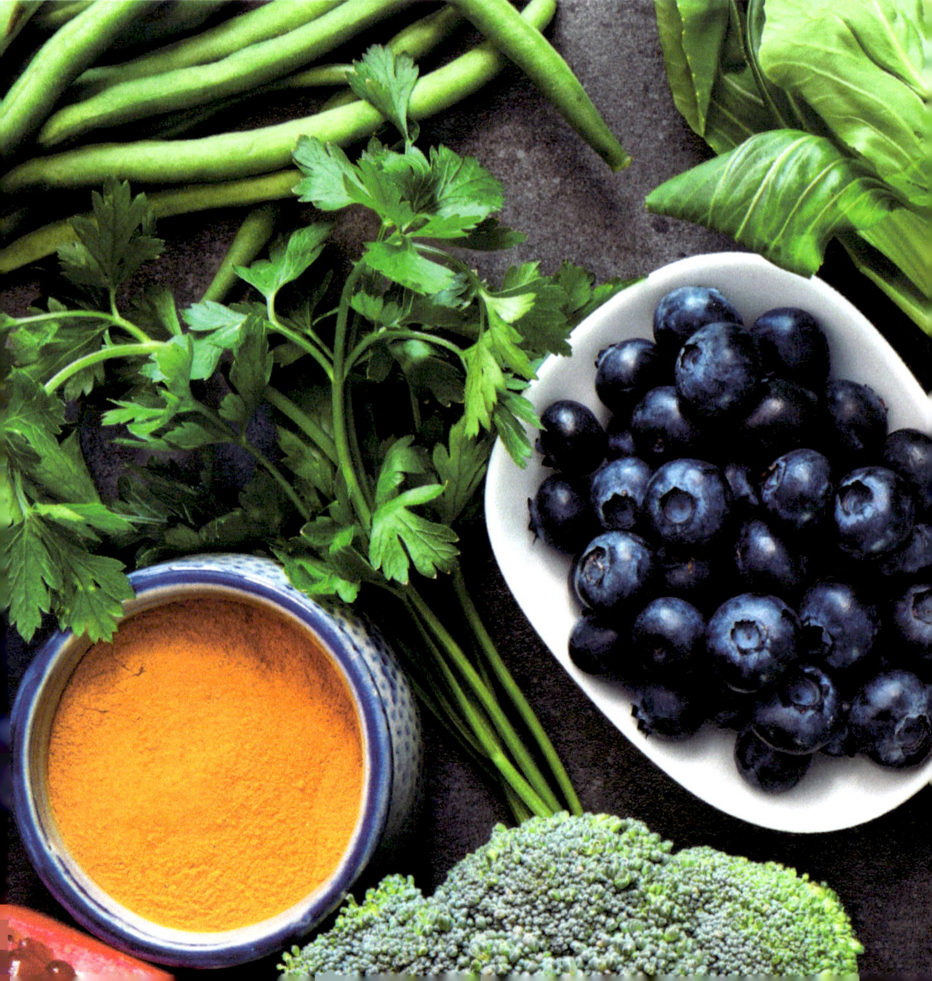

„Zum Basenfasten haben wir uns auf ärztliche Anweisung entschlossen, und wir haben es nicht bereut", schreiben Christina und Meike aus Hamburg, „die Unterkunft war super, das z. T. reichliche Essen sehr lecker und unsere Fastenleiterin wie immer eine Bank. Als Sylterin hat sie uns kenntnisreich und charmant wieder neue Ecken ihrer Heimat gezeigt. Das Wandern im rauen Seeklima wurde durch die entspannenden und lehrreichen Abendveranstaltungen perfekt abgerundet."

Auch zu Beginn einer Basenfastenwoche wird der Darm gereinigt und dann alle zwei Tage erneut. So kann der Organismus schonend und wirkungsvoll entsäuert werden, ohne dabei den Stoffwechsel zu stressen. Mit dem Stoffwechsel werden überschüssige Säuren ausgeschieden.

Die vorübergehend rein basische Ernährung, gepaart mit viel körperlicher Bewegung und genügend Ruhepausen, dient vielen als Einstieg in eine langfristige Ernährungsumstellung. Diese kann sich günstig auf die Gesundheit und auf das Körpergewicht auswirken. In einer Basenwoche lernst du viele leckere basenbildende und alltagstaugliche Gerichte kennen. Das Rahmenprogramm ist identisch mit dem der Fastenwanderwochen nach Buchinger.

Häufige Fragen zum Fasten

Bei vielen, die beginnen, sich für das Fasten zu interessieren, tauchen zunächst ähnliche Fragen auf: Wer darf aus gesundheitlichen Gründen nicht fasten? Welche Dauer und Häufigkeit ist sinnvoll? Welche Probleme können auftreten? Auf den folgenden Seiten findest du Antworten auf die Fragen, die uns die TeilnehmerInnen unserer Fastenwochen oft stellen, bevor sie zum Fasten zu uns kommen.

WER DARF FASTEN?

Im Fastenhaus Werner bieten wir das Fastenwandern für Erwachsene im Alter von 18 bis 68 Jahren an. Die Voraussetzung für eine Teilnahme an einer Fastenwoche ist, dass du gesund bist, denn bei uns fastest du eigenverantwortlich. Bist du im Zweifel über deinen Gesundheitszustand oder nimmst du regelmäßig Medikamente ein, insbesondere Blutdrucksenker oder Blutverdünner, dann halte vorab Rücksprache mit deinem Arzt oder Heilpraktiker, ob das Fasten in einem eigenverantwortlichen Rahmen für dich sinnvoll ist.

Wer sollte besser nicht fastenwandern? Stark über- oder untergewichtige Menschen, Personen in schlechter psychischer Verfassung und schwangere oder stillende Frauen. Personen mit Vorerkrankungen sollten eine Fastenklinik wählen, zum Beispiel die Malteser Klinik von Weckbecker in Bad Brückenau, die Habichtswald-Klinik in Kassel, die Klinik Buchinger Wilhelmi am Bodensee oder die Charité in Berlin.

Mein Fastenteam ist vertraut mit eventuell auftretenden Fastenkrisen und Fastenflauten aller Art. Wenn es während deiner Fastenkur dennoch zu gesundheitlichen Problemen kommt, die wir nicht lösen können, gibt es auf Sylt auch fastenerfahrene ÄrztInnen und HeilpraktikerInnen, die helfen.

Noch ein Wort zum Fasten bei Jugendlichen: Mit 15 Jahren bin ich aus Neugierde das erste Mal zum Fastenwandern in den Vogesen bei dem Fastenpionier Christoph Michl mitgegangen. Dort lockten an jeder Ecke frische Baguettes, und die größte Hürde war für mich der Besuch einer Landkäserei. Ich habe das zwar gemeistert, aber es fiel mir damals wirklich nicht leicht, der Versuchung zu widerstehen. Abgesehen von den charakterlichen Herausforderungen in diesem Alter wird es auch aus medizinischer Sicht nicht empfohlen, mitten in der Wachstumsphase zu fasten. Meiner Ansicht nach ist eine gefestigte Psyche und ein ausgewachsener Körper daher Grundvoraussetzung für eine gute Fastenzeit.

WIE LANGE KANN MAN FASTEN?

Das Kurzzeitfasten für Gesunde dauert im Fastenhaus Werner eine Woche. Viele Gäste schätzen auch eine zweiwöchige Kur. Ich selbst faste gern sieben bis zehn Tage. Das ist für mich die optimale Dauer. Meine Erfahrung zeigt, dass es Gäste gibt, die nie unter zwei Woche fasten, und für andere ist eine Woche das absolute Maximum. Die Länge der Fastenzeit ist jedoch sehr individuell und auch abhängig davon, was jeder Einzelne erreichen möchte und in welcher Lebenssituation er gerade ist. Viele Gäste entscheiden nach einer Fastenwoche, zu Hause noch ein paar Tage dranzuhängen. Denn der Einstieg ist das Schwierigste, und wer einmal dabei ist, verzichtet oft gern weiter – auch wenn das für viele am Anfang unvorstellbar ist.

WIE OFT KANN MAN FASTEN?

Empfehlenswert ist es, ein- bis zweimal im Jahr eine Fastenzeit einzulegen. Gäste mit bestimmten gesundheitlichen Zielen fasten häufig zweimal im Jahr. Zur gesundheitlichen Vorbeugung genügt vielen ein jährliches Fastenintervall. Auch in deinem Alltag hast du jederzeit die Möglichkeit, kleine „Fastenzeiten" einzulegen. Bewährt hat sich ein Entlastungstag nach dem Wochenende, aber auch vier- bis fünfstündige Esspausen zwischen den Mahlzeiten haben schon eine positive Wirkung.

WAS PASSIERT IN DEN ERSTEN FASTENTAGEN?

Viele Erstfastende befürchten, dass sie während des Fastens unter quälendem Hunger leiden, aber das ist normalerweise nicht der Fall. Die meisten verspüren wenig bis gar kein Hungergefühl, da der Körper auf eine Versorgung aus seinen Depots umschaltet. Zu Beginn des Fastenprozesses gewinnt der Körper Energie aus seinen Zuckerreserven, danach aus überflüssigem Eiweiß und später aus seinen Fettreserven.

Gesunden Menschen macht das Fastenwandern erfahrungsgemäß nicht viel aus, und nur selten gibt es Probleme wie Kopfschmerzen, zum Beispiel durch den Verzicht auf Kaffee, Weißmehl oder Zucker. Leichtere Kreislaufschwankungen, die in den ersten Tagen manchmal vorkommen, verbessern sich rasch durch viel Trinken und Bewegung an der frischen Luft. Bewährt haben sich auch Wechselduschen oder eine kurze Frühgymnastik zum Tagesstart. Im Fastenhaus beginnen wir den Tag immer mit moderatem Frühsport im Garten. Das stärkt den Kreislauf und hebt die Laune. Unterstützend kann auch ein Löffel Honig genommen werden – entweder pur oder im Tee.

Wenn der Körper fastet, spart er sich die Verdauungsarbeit, die immerhin 30 Prozent des gesamten Energieaufwandes beansprucht. Das Fasten hilft dem Körper, Heilungsprozesse anzustoßen beziehungsweise positiv zu beeinflussen. Wie in der Homöopathie kann sich daher in den ersten Tagen auch eine Erstverschlimmerung bestehender Krankheitssymptome einstellen, bevor es dann zu einer deutlichen Besserung kommt. Hast du Migräne, kannst du zum Beispiel vorübergehend Kopfschmerzen bekommen, bei Rheuma werden die Gelenkschmerzen vielleicht zunächst etwas stärker, auch Hautprobleme können sich kurzzeitig verschlimmern.

Wundere dich auch nicht, wenn das Gehirn am Anfang der Fastenwoche gefühlt wie in Watte liegt und alles etwas verlangsamt ist. Auch der Kopf nimmt sich seine schwer verdiente Auszeit. In dieser Zeit tauchen dann immer mal wieder Fragen auf wie: „Wo ist bloß mein Schlüssel …?“ Weg ist er fast nie, nur kann man

sich schwer erinnern, und plötzlich taucht er dann in irgendeiner Tasche wieder auf. Bei uns fällt das scherzhaft unter den Begriff „Fastendemenz“. Sie weicht bald einer gesteigerten mentalen Klarheit.
Manchmal kann dich in den ersten Tagen auch eine emotionale Fastenflaute ereilen. Dann ist Folgendes gut zu wissen: Sie geht ganz sicher vorbei! Denke positiv. Lächle mal – schon das bloße Hochziehen unserer Mundwinkel setzt Glückshormone in uns frei. Und Lachen stärkt sogar die Selbstheilungskräfte.

WAS BEDEUTET FASTEN UNTER ANLEITUNG?

Den meisten Menschen fällt das Fasten in der Gruppe und unter Anleitung leichter. Aber was machen eigentlich FastenleiterInnen? Sie führen die Wanderungen, vermitteln Wissen über Ablauf und Wirkungen des Fastens, gesunde Ernährung, Achtsamkeit, aber auch über die Insel Sylt und vieles mehr. Sie motivieren, begeistern und haben stets ein offenes Ohr für die Gäste. Unsere MitarbeiterInnen bringen viele Kompetenzen und Kenntnisse aus unterschiedlichen Bereichen mit, etwa zu Bewegung und Fitness, Ernährung oder Therapieformen, aber auch zum Umgang mit Menschen, vor allem in Gruppen.
Unsere Fastenleiterin Anja zum Beispiel hat Gesundheitspädagogik studiert. Sie leitete viele Jahre den psychosozialen Dienst einer stationären Mutter-Kind-Klinik und unterstützte Menschen auf dem Weg zu mehr Gesundheit und Lebensfreude. Zudem ist sie Heilpraktikerin für Psychotherapie und bietet neben ihrer Arbeit als Fastenleiterin noch einwöchige Kurse im Bereich Stressabbau, Meditation und Entspannung an.
Aber natürlich kannst du auch alleine fasten. Informationen und nützliche Tipps dazu findest du am Ende des Fasten-Kapitels unter „Alleine fasten“.

Unser Fastenprogramm

Das Fasten ist ein bewusster und freiwilliger Verzicht auf feste Nahrung für einen begrenzten Zeitraum, den wir selber festlegen. Es erfordert die Bereitschaft, es auszuprobieren, aufgeschlossen zu sein für Neues, und den Willen, es auch durchzuhalten. Es ist sinnvoll, schon vor dem Fasten darüber nachzudenken, dass wir durch eine Fastenzeit Lebensqualität, Freiheit, Beweglichkeit und Gesundheit gewinnen. „Verzicht nimmt nicht – Verzicht gibt", sagte der Philosoph Martin Heidegger. Ich selbst fühle mich nach einer Fastenzeit beweglicher, wacher und wohler und frage mich dann jedes Mal, warum ich nicht schon früher wieder gefastet habe. Der Wohlfühlfaktor nach dem Fasten ist ganz besonders intensiv. Es gibt oft Kleinigkeiten, die unseren Alltag stören. Das kann auf der körperlichen oder emotionalen Ebene sein. Beim Fasten verschwinden viele dieser Irritationen, und der Körper springt wieder auf seine urspünglichen, natürlichen Grundeinstellungen um.

Das Fasten für Gesunde dauert bei uns im Fastenhaus Werner eine Woche und wird deshalb auch Kurzzeitfasten genannt. Die Verantwortung liegt beim erwachsenen Fastenden allein und nicht, wie beim klinischen Heilfasten, in den Händen eines Arztes. Selbstverantwortung für die eigene Gesundheit dazuzugewinnen, ist also ein weiterer toller Nebeneffekt.

Grundsätzlich wird beim Fasten ausschließlich flüssige Nahrung zu sich genommen. Ursprünglich wurde nur bei Wasser und Tee gefastet. Der Fastenarzt Dr. Otto Buchinger machte die Säfte und die Brühe populär. Bei dieser Trinkkur werden täglich 200 bis 300 Kalorien aufgenommen. Ziel ist in erster Linie nicht das Abnehmen, sondern Ballast aller Art loszuwerden und die Säure-Basen-Balance im Körper wieder herzustellen.

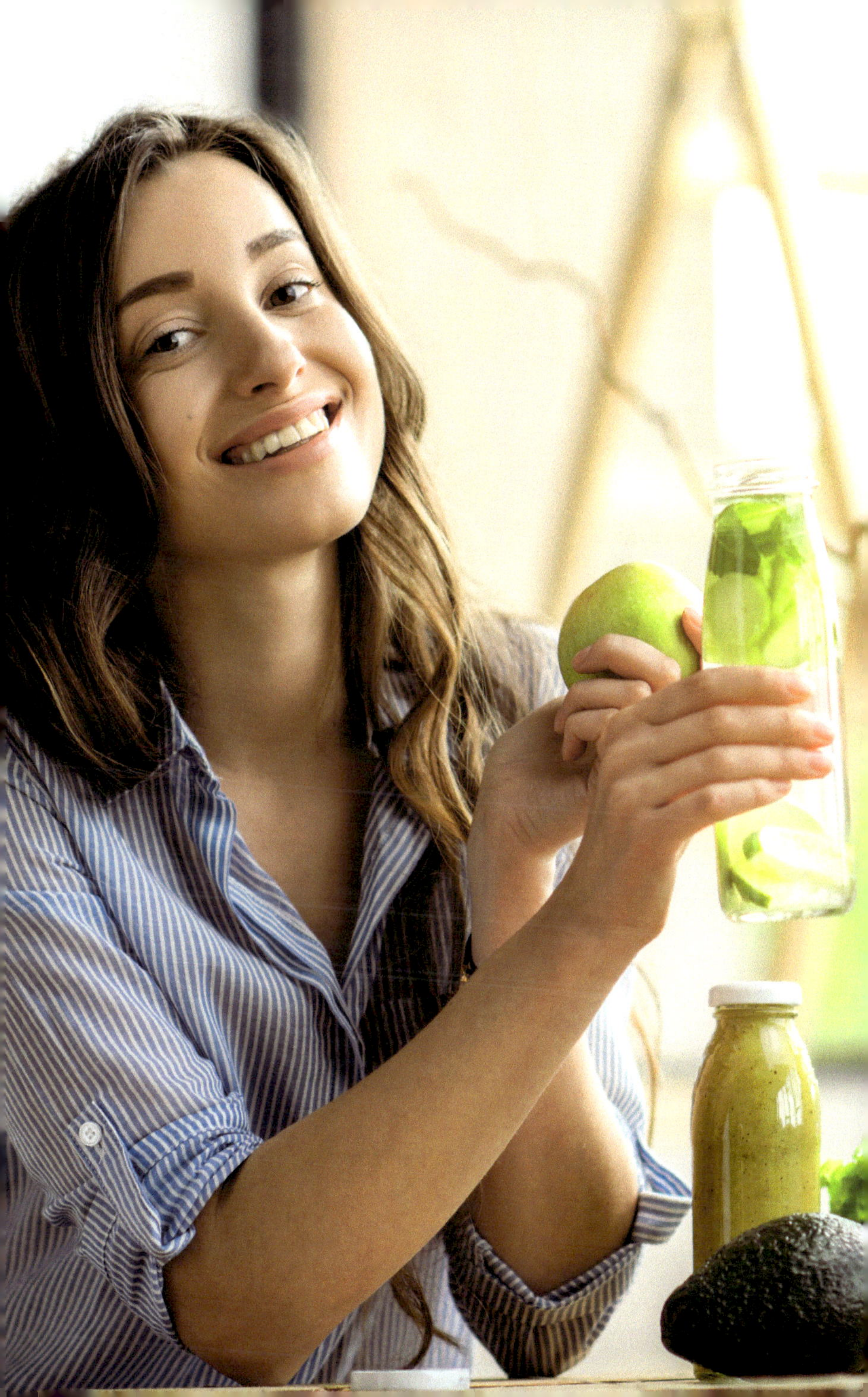

DIE VIER PHASEN DES FASTENS – EIN ÜBERBLICK

Nach der Buchinger-Methode wird das Fasten üblicherweise in die folgenden vier Schritte unterteilt:

- Planung
- Entlastungstage
- Fastentage
- Fastenbrechen und Aufbautage

Die Entlastungstage dienen dazu, dass du deine Verdauung auf weniger Nahrung einstellst und dass du dich selbst auf die Fastenzeit einstimmst. Du nimmst weniger und leichtere Nahrungsmittel zu dir als üblich, zum Beispiel Gemüsesuppen, Salate und Getreide – der Verdauungstrakt wird also „entlastet“. Auf Genussmittel aller Art sollte in diesen Tagen bereits verzichtet werden.

Während der eigentlichen Fastenzeit nimmst du nach einer gründlichen Darmreinigung nur Flüssiges wie frische Gemüsebrühe, frisch gepressten Saft, Kräutertees und stilles Wasser zu dir. In dieser Phase gestaltest du den Tag mit einer ausgewogenen Mischung aus Bewegung und Entspannung.

Die Aufbautage nach dem Fastenbrechen sollten etwa ein Drittel der Zeit der eigentlichen Fastentage dauern. Der Körper gewöhnt sich langsam und stufenweise wieder an die Nahrungsaufnahme von außen. Er soll die Verdauungsarbeit wieder aufnehmen und vermehrt Verdauungssäfte produzieren.

Ein abrupter Wechsel ohne Aufbautage wäre also nicht bekömmlich. Darüber hinaus hättest du in kürzester Zeit dein altes Gewicht wieder. Diese Phase entscheidet ganz wesentlich über den Erfolg deiner Kur. Du hast während der Nachfastenzeit nochmals die Gelegenheit, deine künftige Ernährungsweise zu überdenken und dich in kleinen Schritten an eine gesunde und ausgewogene Ernährung zu gewöhnen.

DIE PLANUNG

Das Fasten beginnt im Kopf – nämlich mit der Entscheidung, sich auf das Abenteuer einzulassen. Ist sie getroffen, solltest du zunächst folgende Fragen für dich klären, um deine Fastenzeit richtig zu planen:

- Mit welcher Methode will ich fasten?
- Wie lange und an welchem Ort will ich fasten?
- Welche Jahreszeit ist für mich am geeignetsten?
- Möchte ich alleine fasten, oder schließe ich mich lieber einer Gruppe an?
- Sollte ich wegen meines gesundheitlichen Zustands vorher meinen Arzt zurate ziehen?
- Wie viel Zeit muss und kann ich für die Vorbereitungsphase einplanen?
- Wie viel Geld kann und will ich für meinen Fastenurlaub ausgeben?

Finde dann ein Angebot mit den Bedingungen, die am besten zu deiner Persönlichkeit und deiner derzeitigen Lebenssituation passen. Und plane genügend Zeit für die verschiedenen Fastenphasen ein, damit du dich ohne Stress auf diese neue Erfahrung einlassen kannst.

Gerade beim ersten Fasten, wenn man gewissermaßen ins Ungewisse aufbricht, da man noch nicht so genau weiß, was auf einen zukommt, ist es sinnvoll, die Fastenzeit gründlich zu planen. Bei wiederholtem Fasten entsteht dann schon vieles von selbst, und wir folgen mehr und mehr instinktiv unserer Erfahrung.

DIE ENTLASTUNGSTAGE

Fasten kann man nicht einfach von heute auf morgen. Es ist ein Prozess, der im Kopf mit dem Entschluss beginnt, aber nicht mit den Füßen beim Fastenwandern endet. All die Veränderungen in Kopf und Körper wollen gut vorbereitet sein.

Tipps und Rezepte zur Fastenvorbereitung

Vor Beginn der eigentlichen Fastenzeit empfehle ich zwei bis drei Entlastungstage. Sie dienen vor allem dazu, dass du dich auf die Fastenwoche einstellst. Kopf und Körper sollen entspannen. Gut wäre es auch, bereits vor dem Fasten stufenweise den Konsum von Genussmitteln wie Kaffee, Nikotin und Alkohol einzuschränken oder am besten ganz darauf zu verzichten.

Nimm in dieser Zeit nur wenig und leichte Nahrungsmittel zu dir. Ich empfehle es, Zucker, Weißmehle, Fleisch, Fisch und Käse zu meiden. Ideal sind gedünstetes Gemüse, Samen, Obst, Suppen und Salate. Aber auch Quark oder Joghurt und etwas Getreide sind erlaubt.

Ich persönlich bereite während meiner Fastenvorbereitung gern Karotten-Orangen-Suppe oder Ofengemüse zu, welches ich am ersten Tag warm und am zweiten Tag auch kalt als Antipasto esse. Der Vorteil: Das Gemüse kann man gut mit zur Arbeit nehmen, und man ist nicht auf das Essen in der Kantine angewiesen. Die Zubereitung ist einfach.

Karotten-Orangen-Suppe

Zutaten für zwei Portionen:
~ 450 g Karotten/Möhren
~ 1 kleine Zwiebel
~ 1 Stückchen Ingwer (ca. 1 cm)
~ 1 TL Pflanzenöl, kalt gepresst
~ 450 ml Gemüsebrühe
~ 50 ml Orangensaft von frischen Orangen
~ 1 Prise Salz
~ 1 Prise Pfeffer

Karotten, Zwiebel und Ingwer schälen. Zwiebel und Karotten in Stücke schneiden, Ingwer hacken. Öl in einem Topf erhitzen und Karotten-, Zwiebelstücke und Ingwer darin andünsten. Mit Brühe ablöschen und ca. 20 Minuten köcheln lassen. Suppe pürieren und mit Orangensaft verfeinern. Kurz aufkochen und mit Salz, Pfeffer und Paprikapulver abschmecken. Karotten-Orangen-Suppe nach Vorliebe mit Chiliflocken, Karottenraspeln und Petersilie garniert servieren.

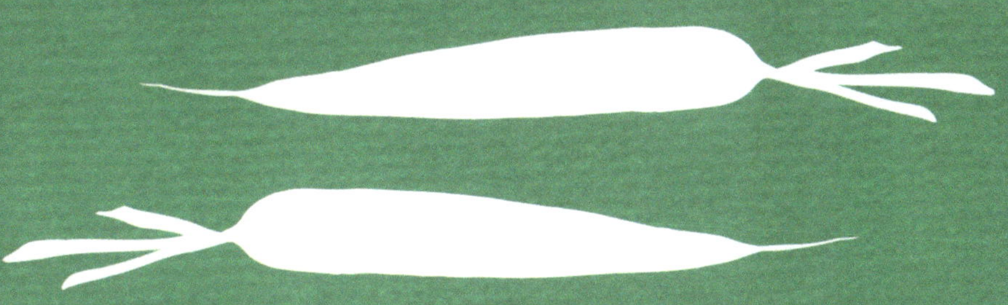

Buntes Ofengemüse

Zutaten für zwei Portionen:
~ 3 Kartoffeln
~ 2 Tomaten
~ 1 Zucchini
~ 1 Aubergine
~ 1 rote Zwiebel
~ 1 rote Paprikaschote
~ 1 Möhre
~ Kräuter der Provence (fein gehackt), je nach Geschmack
~ 3 EL kalt gepresstes natives Olivenöl
~ Salz & Pfeffer (aus der Mühle)
~ ½ Handvoll Saatenmischung zum Drüberstreuen

Gemüse waschen und putzen. Kartoffeln und Tomaten halbieren, Zucchini und Auberginen in nicht zu dünne Scheiben schneiden, Möhre würfeln. Zwiebel längs in dünne Spalten und Paprika in Streifen schneiden. Das Gemüse und die Samen etwa 30–40 Minuten bei 200 Grad im Ofen garen. Dazu schmeckt Kräuterquark oder ein Sesam-Joghurt-Dip.

Weitere Rezeptideen

~ warmes Quinoa mit Avocado, Rucola und Granatapfelkernen
~ Gemüse-Buchweizen-Auflauf
~ Feldsalat mit gebratenen Pilzen & Cherrytomaten
~ warmer Hirsebrei mit Obst
~ Gemüse aus dem Wok mit Naturreis

Entschleunigung des Alltags

Es kommt immer wieder einmal vor, dass Gäste bei ihrem Eintreffen im Fastenhaus berichten, bis zur letzten Minute unter Hochspannung gearbeitet zu haben. Dann wurde hastig der Koffer gepackt und am Bahnhof noch schnell ein Snack für die Reise gekauft. Das ist kein optimaler Start in eine Fastenzeit.

Damit unsere Gäste die Fastenwoche genießen können und um Fastenflauten vorzubeugen, empfiehlt es sich, während der Entlastungstage einen Gang runterzuschalten. Wenn du innerlich weit weg von dir bist und dich noch im alltäglichen Stressmodus befindest, melden sich deine Seele und dein Körper ganz abrupt zu Fastenbeginn. Fastenkrisen kommen dann häufiger vor.

Der Großteil unserer Gäste hat keine Fastenkrisen. Das liegt vor allem daran, dass sie sich gut auf das Fasten vorbereitet haben. Es ist also sinnvoll, sich schon im Vorfeld Zeit zu nehmen und mit Achtsamkeit auf die Fastenphase einzustimmen.

Wenn du mit Vor- und Nachbereitungszeit elf bis zwölf Tage für die gesamte Fastenzeit einplanst, kannst du entspannt loslassen und das neue Lebensgefühl genießen.

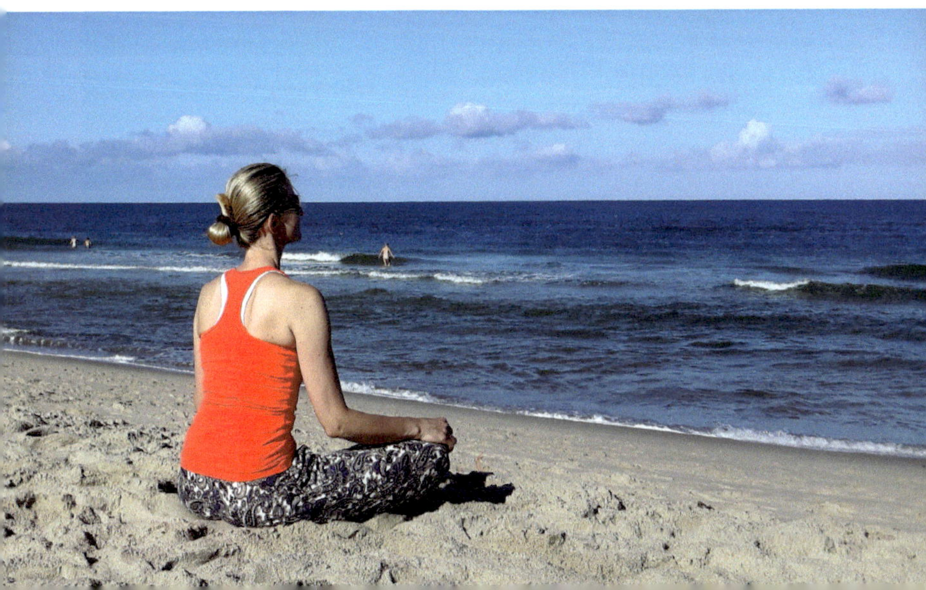

Achte auf deine Gedanken,
denn sie werden zu Worten.

Achte auf deine Worte,
denn sie werden zu Handlungen.

Achte auf deine Handlungen,
denn sie werden zu Gewohnheiten.

Achte auf deine Gewohnheiten,
denn sie werden dein Charakter.

Achte auf deinen Charakter,
denn er wird dein Schicksal.

Aus dem Talmud

DIE FASTENTAGE

Hast du die Entlastungstage erfolgreich abgeschlossen, bist du körperlich und mental gut vorbereitet, um dich auf die Entdeckungsreise zu begeben. Mit Neugierde und einem gesunden Respekt kannst du nun das richtige Fasten beginnen.

Der erste Schritt

Die Fastentage fangen mit einer gründlichen Darmreinigung an. Ich weiß, dass dieses Thema wahrscheinlich bei dir Unbehagen auslöst, und es ist in unserer Gesellschaft mit viel Scham belegt. Es gehört jedoch zum Fastenalltag dazu. Ich erlebe immer wieder, dass viele Teilnehmer am Anfang nicht offen über Verdauung und Darmreinigung sprechen mögen. Am Ende der Woche aber ist es zu etwas ganz Selbstverständlichem geworden.

Jeder Fastenteilnehmer beginnt also die Fastenwanderkur mit der Darmreinigung. Ein gut gereinigter und leerer Darm sorgt dafür, dass es uns an den Fastenwandertagen gut geht. Deshalb ist es auch ratsam, die Darmreinigung in der Fastenwoche mehrmals vorzunehmen. Wir empfehlen eine Wiederholung an jedem zweiten Tag.

Erstfastende wundern sich oft darüber, dass der Darm mehrfach gereinigt werden sollte. Der Grund dafür ist, dass er durch unser langes Sitzen und falsche Ernährung beim täglichen Stuhlgang nicht immer optimal entleert wird. Das führt im Laufe der Zeit zu Ablagerungen und Verklebungen, die das Fasten allein nicht auflösen kann. Außerdem gilt: Je leerer der Darm, desto wahrscheinlicher ist es, dass du beim Fasten kein Hungergefühl entwickelst – und das macht es natürlich viel angenehmer.

Die Darmreinigung kann mithilfe eines Einlaufs oder mit Bittersalz vorgenommen werden.

Abführen mit einem Einlauf

Den Einlauf mit dem Reiseirrigator (zum Beispiel von Büttner-Frank) führst du im Badezimmer durch, am besten morgens nach dem Aufstehen oder abends vor dem Zubettgehen. Fülle zunächst den Wasserbehälter des Gerätes mit lauwarmem Wasser und hänge ihn an den Türgriff oder einen Handtuchhalter. Öffne den Hahn und lasse die Luftblasen entweichen. Setze das Darmrohr auf und fette es gut mit Vaseline oder Körperlotion ein. Wir empfehlen die Verwendung eines weichen, längeren Darmrohres anstelle des mitgelieferten kurzen. Flexible Darmrohre sind in der Fastenwoche bei uns erhältlich.

Dann breitest du Handtücher auf den Badezimmerboden aus. Lege dich auf deine linke Seite, ziehe die Beine leicht an und führe das weiche Darmrohr mit einer Hand in den After ein. Lasse dann durch Öffnen des Hahns so viel Wasser einlaufen, wie dir angenehm ist. Am Anfang wirst du nach einem halben Liter genug haben. Die Wassermenge steigt mit deiner Erfahrung. Dann kannst du den Hahn wieder schließen und das Rohr entfernen.

Bleibe wenn möglich eine bis drei Minuten auf dem Rücken liegen und massiere deinen Bauch, indem du kreisende Bewegungen gegen den Uhrzeigersinn um den Bauchnabel herum ausführst. Wenn du den Drang dazu verspürst, entleere dich.

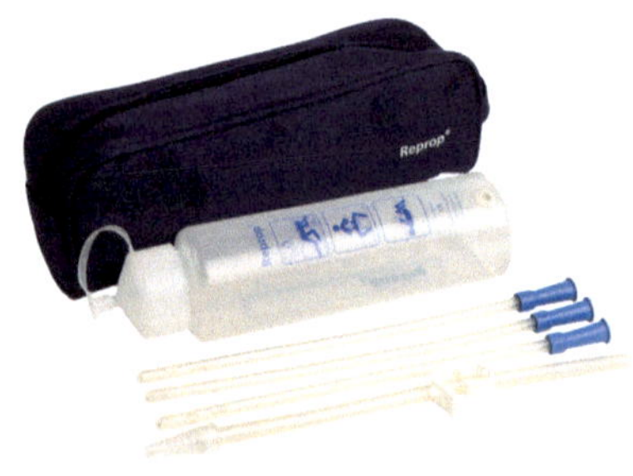

Alternativ kannst du mit dem Reprop (siehe Abbildung links) den Einlauf auch sitzend auf der Toilette durchführen. Vielen Erstfastenden fällt diese Einlaufmethode leichter. Sie ist äußerst wirkungsvoll, denn die Darmentleerung wird binnen kurzer Zeit ausgelöst. Fülle den Flüssigkeitsbehälter des Reprop mit lauwarmem Wasser. Setze dich auf die Toilette oder lege dich mit der linken Körperseite auf den Boden. Führe das eingefettete Darmrohr in den Enddarm ein. Anschließend pumpst du in deinem Rhythmus das Wasser in den Darm, indem du mit einer Hand Druck auf den flexiblen Flüssigkeitsbehälter ausübst. Wenn das Gerät entfernt ist, warte eine bis drei Minuten, und die Darmentleerung wird zügig erfolgen. Bei Bedarf kannst du die Anwendung wiederholen.

Übrigens ist ein Einlauf auch zu empfehlen, wenn du dich im Alltag nicht wohlfühlst, denn die Darmflora ist ein wesentlicher Teil unseres Immunsystems und spielt eine bedeutende Rolle dabei, Krankheiten zu trotzen. Wenn zum Beispiel eine Erkältung oder Kopfschmerzen im Anmarsch sind, kann ein Einlauf so manches mildern oder auch abwenden. Daher ist das Klistier ein altbewährtes Heilmittel. Unsere Großmütter wissen noch, dass Hausärzte im vorigen Jahrhundert häufig eine Darmreinigung durchführten, um die Immunabwehr zu stimulieren. Bevor wir zu Kopfschmerztabletten oder anderen Medikamenten greifen, hilft oft auch ein Einlauf.

Du kannst also die Gunst der Stunde im Rahmen einer Fastenwoche nutzen, dich mit der Handhabung anzufreunden, um die Methode auch zu Hause bei Bedarf anwenden zu können. Dabei brauchst du dich nicht zu sorgen, dass zu viele Darmbakterien mit herausgespült werden könnten – ein Erwachsener hat circa zwei Kilogramm davon. Zu viele Einläufe sind dennoch nicht zu empfehlen, denn der Darm sollte möglichst selbstständig arbeiten.

Wer mehr über seinen Darm erfahren möchte, dem empfehle ich den Bestseller „Darm mit Charme“ von Giulia Enders. Ich finde dieses Buch sehr informativ und gut zu lesen. Du erfährst, wie es auf der Toilette problemlos klappt und wie du die guten Darmbakterien, die uns gesund erhalten, füttern kannst.

Darmreinigung mit Bittersalz

Auch diese Methode wird gern angewendet und hat sich bewährt. Nachdem du das Bittersalz (siehe Abbildung unten) oder auch Glaubersalz mit Zitrone in einem Glas Wasser zu dir genommen hast, warte am besten zu Hause oder in deinem Zimmer auf die Entleerungssignale deines Darms. Wenn du den Drang dazu verspürst, entleere dich. Plane bitte genügend Zeit in der Nähe eines WCs ein, da die Wirkung des Salzes zeitlich sehr unterschiedlich eintreten kann. Nach der Entleerung solltest du viel trinken.

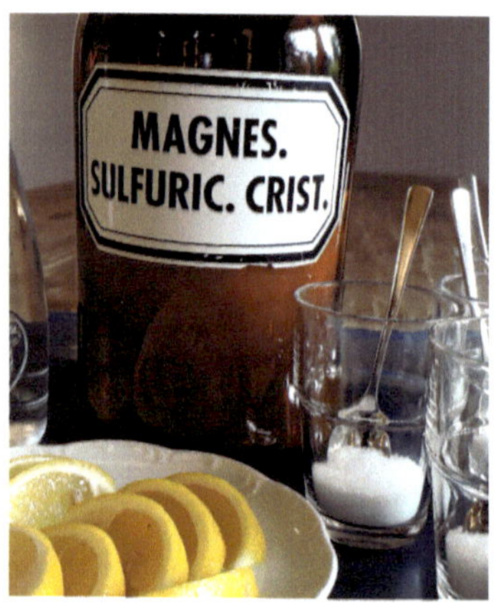

Was passiert im Körper bei der Bittersalz-Einnahme? Die Dickdarmwände dehnen sich aufgrund der großen Flüssigkeitsmenge, die durch die osmotische Wirkung des Salzes im Darmlumen verbleibt. Darauf reagiert man mit einer Entleerung.

Menschen mit einem empfindlichen Magen oder Darm empfehlen wir die Verwendung eines Einlaufes anstelle des Bittersalzes. Das gilt auch für Menschen, die zu Migräne neigen. Ansonsten sind beide Methoden gleich gut. Allerdings musst du bedenken, dass der Zeitpunkt der „durchschlagenden Wirkung" von Bittersalz oft unkalkulierbar ist. Bei einem Einlauf kannst du das Timing selbst genauer bestimmen.

Sanfte Massage für den Darm

Um den Darm während der Fastentage anzuregen, kannst du ihn auch sanft massieren. Lege dich dazu bequem aufs Bett. Zuerst massierst du den Dünndarm, indem du die Fingerspitzen beider

Hände um den Bauchnabel herum sanft nach unten drückst und wieder hebst (etwa eine Minute lang). Anschließend stimulierst du den Dickdarm, indem du auf die sechs Reflexpunkte des Dickdarms drückst. Zwei der Punkte befinden sich einen Fingerbreit rechts und links vom Bauchnabel, die anderen vier Punkte einen Fingerbreit über und unter diesen beiden Punkten.

So geht's: Mit den Fingerspitzen einzeln sanft auf die sechs Punkte drücken und für jeweils drei Atemzüge den Druck halten. Dann den Darm im Uhrzeigersinn ausstreichen und die Hände noch für eine Weile auf den Bauch legen. Dabei ruhig weiteratmen.

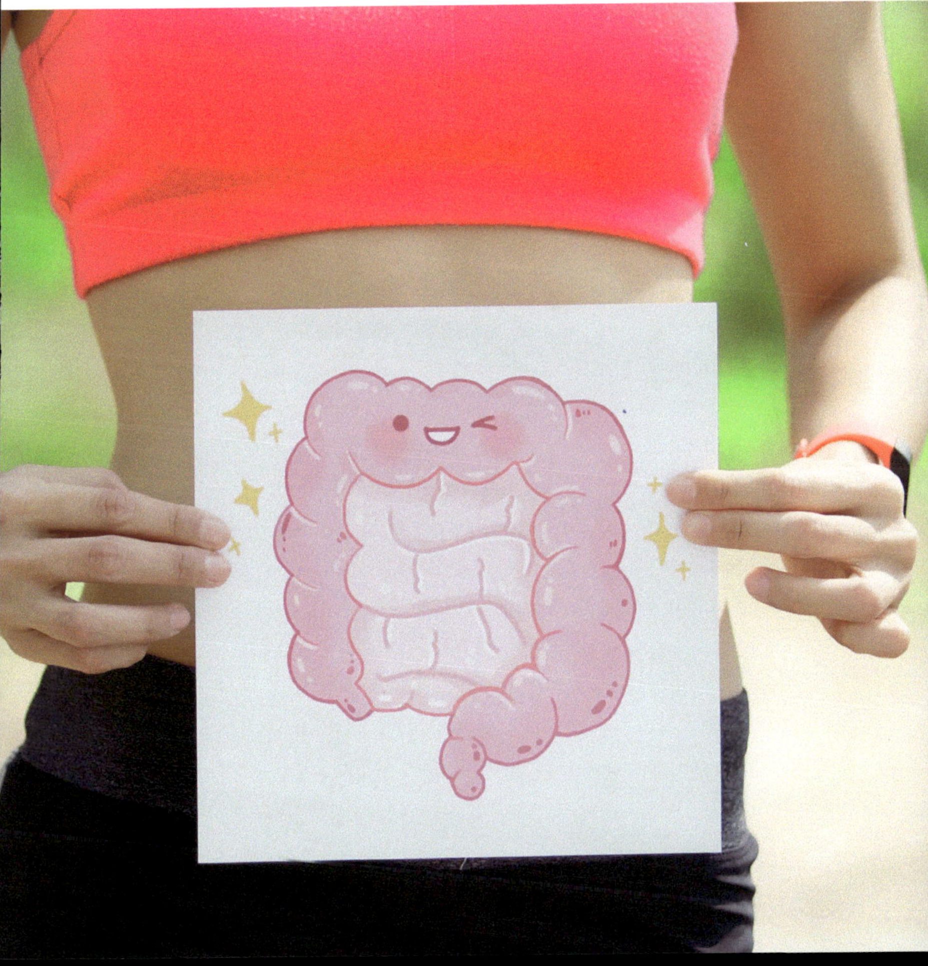

Reichlich trinken

Das wichtigste Gebot während des Fastens lautet: viel trinken! Für den Fastenprozess ist eine ausreichende Flüssigkeitszufuhr von zentraler Bedeutung – neben Tee, frischen Säften und Brühe auch genügend stilles Wasser. Du führst damit deinem Körper wichtige Vitamine und Mineralstoffe zu und förderst den Reinigungsprozess. Der Kreislauf bleibt stabil. Etwa drei bis vier Liter ist unser Tagesbedarf beim Fasten. Der erhöht sich durch Schwitzen in der Sauna oder beim Sport zusätzlich.

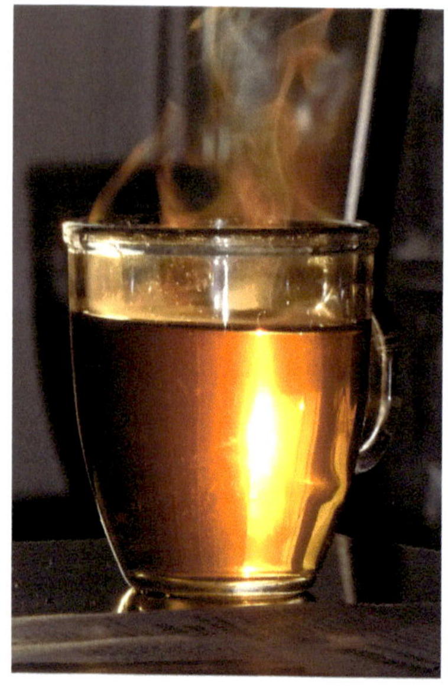

Im Rahmen unserer Fastenkuren legen wir besonderen Wert auf die Verwendung von frischen Zutaten bei der Zubereitung der Tees, Säfte und Suppen. Für unsere Tees verwenden wir Kräuter aus dem eigenen Garten. Gern getrunken wird Rosmarin mit frischer Zitrone, Brennnessel mit Pfefferminze oder auch Ingwer mit Orange und Zitronenmelisse. Im Sommer ist Erdbeertee aus frischen Früchten mit Minze der Hit. Als ich einmal einer Gruppe am ersten Abend frische Ananas mit Ingwer aufgoss, platzte unserem Gast Verena ein charmanter und treffender Kommentar zu diesem simplen und leckeren Getränk heraus: „Voll gut!"

Manchmal kehrt nach ein paar Fastentagen eine „Tee-Müdigkeit" ein. Dann kannst du auch heißes Wasser trinken. Das ist eine bewährte Methode aus dem Ayurveda, der eine reinigende und belebende Wirkung zugeschrieben wird. Jetzt denkst du vielleicht:

„Wie langweilig!" Aber probiere es einfach mal aus – ich persönlich trinke viel heißes Wasser, auch im Alltag.

Der warme Leberwickel

Die Leber ist für die Entgiftung zuständig. Sie ist während einer Fastenwanderkur besonders gefordert. Du kannst deine Leber mit einem täglichen Leberwickel und die damit verbundene bessere Durchblutung unterstützen. Wir empfehlen den 20-minütigen warmen Wickel nach der Fastenwanderung in liegender Position im Bett. Und das geht so: Lege ein kleines feuchtes Handtuch auf die Leber unter dem rechten Rippenbogen und darauf eine flach gefüllte Wärmflasche mit circa 80 Grad heißem Wasser (ohne direkten Hautkontakt). Decke alles mit einem Handtuch gut zu. Ein Leberwickel fühlt sich angenehm und wohltuend an. Achtung, akute Tiefschlaf-„Gefahr"! Ein Mittagsschlaf nach Bewegung an der frischen Luft hat eine besondere Qualität. Es ist diese angenehme Müdigkeit, wenn du dich vorab schon auf dein Bett freust. Das ist eine ganz andere Erschöpfung als die, die du vielleicht aus einem stressigen Arbeitsalltag kennst.

Viel Bewegung

Wie du bereits im Einleitungskapitel ausführlich gelesen hast, ist Bewegung ein wichtiges Element des gelingenden Fastens, weil die körperliche Betätigung während der Fastentage für einen verstärkten Grundumsatz des Stoffwechsels sorgt und sich auf unser Wohlbefinden sehr positiv auswirkt. Auch bringst du damit den Kreislauf in Schwung. Viele halten es gar nicht für möglich, ohne Nahrungszufuhr sportliche Leistungen zu bringen. Aber Sätze wie diesen von Verena höre ich jede Woche: „Es ist erstaunlich, was man schaffen kann, ohne etwas zu essen." Tatsächlich wird man während des Fastens nämlich auch körperlich leistungsfähiger.

Neben dem ausgiebigen Wandern empfehle ich „weiche“ Sportarten wie Yoga und Qi Gong, aber auch Ausdauersportarten wie langsames Joggen und Radfahren sind möglich. Vermeiden sollte man allerdings leistungsintensiven Sport beziehungsweise Bewegung, bei der der Körper in kurzer Zeit sehr viel Energie verbraucht, wie zum Beispiel Sprinten oder Tennis. Bei uns im Fastenhaus liegt der Schwerpunkt auf dem Wandern, abgerundet wird das Programm mit Radfahren, Walking, Yoga und Frühgymnastik.

Übung in Achtsamkeit

Wir leben heute in einem andauernd hohen Tempo und merken manchmal gar nicht, wie das Leben an uns vorbeirauscht. Die Fastenzeit soll dich daher anregen, die Schönheit des Augenblicks wahrzunehmen, um ein entspanntes, glückliches Leben zu führen. Achtsamkeit kann helfen, sich selbst besser kennenzulernen und zu erkennen, was wir wirklich brauchen. Wir werden aufmerksamer und bewusster im Umgang mit uns selbst – sowohl mit unserem Körper als auch mit unseren Gedanken und Gefühlen. Achtsamkeit ist die gesteigerte Form von Aufmerksamkeit. Wir sind gegenwärtig mit allen Sinnen bei dem, was wir gerade empfinden, denken oder tun. Wir können die Achtsamkeit auch in unserem Alltag als eine feste Größe etablieren. Nutze beispielsweise das Treppensteigen oder einen Spaziergang als kleine Achtsamkeitsübung. Gehe konzentriert Schritt für Schritt, spüre deine Fußsohlen und nehme den Untergrund wahr – es hilft, sich zu sammeln und frisch im Hier und Jetzt anzukommen. Bei einem Spaziergang bleibe zwischendurch stehen und nehme deine Umwelt mit allen Sinnen wahr.

Vielleicht hast du Lust, gleich jetzt die folgende kleine Übung zu machen. Schließe deine Augen und fahre deine feinen „Anten-

nen" aus. Was riechst du? Was schmeckst du? Was fühlst du? Verweile einen Moment dabei. Öffne dann deine Augen wieder und nehme bewusst über deinen Sehsinn war: Was genau siehst du?
Ebenso können wir achtsam duschen, trinken, genießen, kochen. Oder Gesicht, Füße und den ganzen Körper massieren, achtsam mit uns und anderen umgehen.
In der Fastenwoche üben wir auch das achtsame Essen. Wir trinken den morgendlichen frisch gepressten Saft nicht, wir löffeln ihn – und zwar schweigend, mit allen Sinnen und ohne Ablenkung. Wir kauen den Saft, wir speicheln ihn ein, denn die Kohlenhydrate werden bereits im Mund vorverdaut. Du weißt ja: Gut gekaut ist halb verdaut!

Vom gründlichen Kauen

Wir essen tendenziell zu viel und zu schnell. Würden wir mehr kauen, könnte der Darm das Essen besser verarbeiten und verwerten. Wir würden weniger essen und wären eher satt.
Leider aber halten wir uns meistens nicht an diese Regel. Daher brauchen wir einen „Kauanlass". Es empfiehlt sich bei weichen Nahrungsmitteln wie Nudeln, Suppen oder weichem Brot – wenn also die Zusammensetzung des Nahrungsmittels selbst keinen Grund zum langsamen Kauen bietet –, einen solchen Anlass zu schaffen: Du kannst zum Beispiel frische Kräuter auf das Nudelgericht streuen, rohe Möhrenraspel in die Suppe mischen und Gurken- oder Birnenscheiben auf das weiche Brot legen.

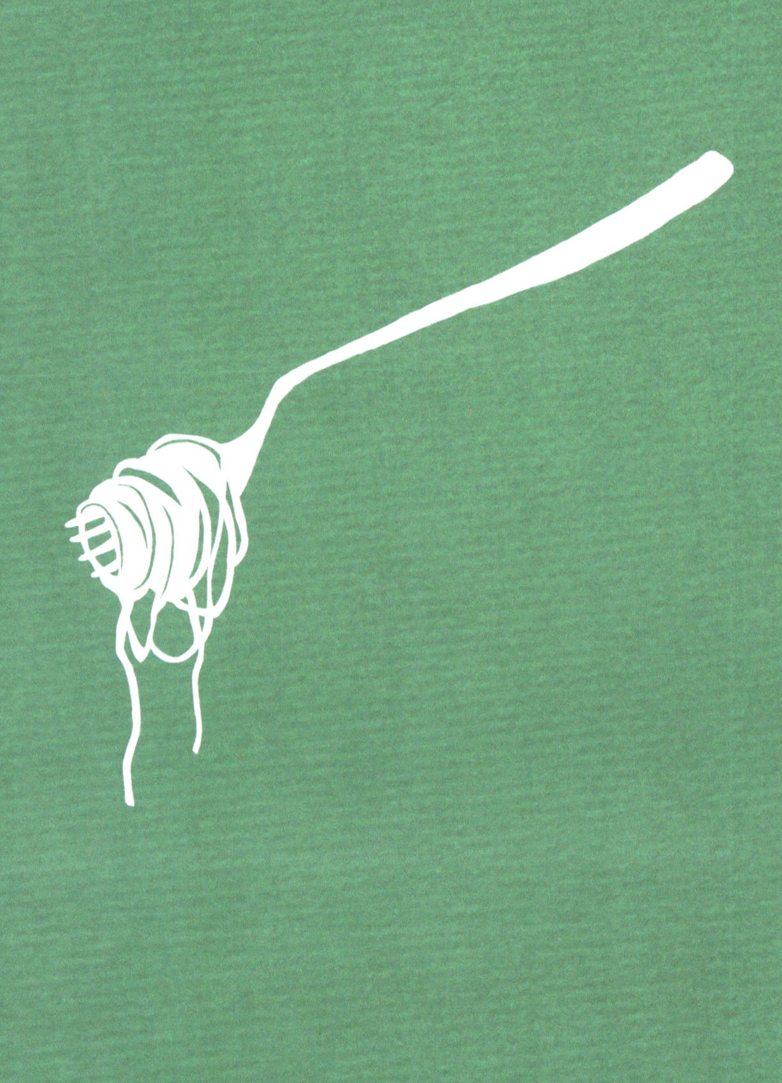

Das Fasten ist also eine Zeit der Achtsamkeitsübung. Sorge für dich, raus aus dem Funktionsmodus – rein in die Wohlfühlzone. Beim Fasten geht es nicht um Höchstleistung. Im Gegenteil: Steige aus deiner Leistungsspirale aus. Nicht ein reines Mehr an Aktivität ist das Entscheidende, sondern ein bewusstes Erleben dabei. Ich empfehle dir, immer wieder einmal in dich zu gehen, um nachzufühlen, was dir eigentlich gut tut. Spüre dich selbst: Verspürst du ein Ruhebedürfnis, dann nimm dir Zeit dafür. Liebst du den Gang ans Meer, dann gehe häufiger auf lange Strandspaziergänge. Hast du einfach mal Lust ins Kino zu gehen, dann gehe ins Kino. Überdenke auch, wie oft du während der Fastenzeit online sein möchtest? Gut wäre ein kompletter Verzicht auf Handy und Internet oder zumindest nur ein kleines Zeitfenster dafür zu reservieren. Frage dich, wie viel Kontakt du möchtest oder wirklich brauchst? Und denke daran: Es ist deine Woche. Es geht um deine Bedürfnisse.

Hunger oder Gelüste?

Der Gedanke, dass Fasten ein starkes Hungergefühl verursacht, ist weit verbreitet. Aber Erfahrene wissen es, und Erstfastende werden es feststellen: Das Fasten hat keinen quälenden Hunger zur Folge. Die meisten verspüren gar kein Hungergefühl, da der Körper auf eine Energieversorgung aus Reserven umschaltet. Fasten bedeutet, dass der Organismus von innerer Ernährung und Eigensteuerung lebt. Es ist daher leichter, nichts zu essen, als wenig zu essen.

Während des Fastens empfinden wir aber durchaus Gelüste. Diese werden durch Gerüche und optische Reize geweckt, entstehen also eher im Kopf als im Magen. Eine Achtsamkeitsübung beim Fasten besteht daher darin, den Unterschied zwischen Hunger und Gelüsten wahrzunehmen.

In der Sylter Metropole Westerland weht dir stets der Duft von Crêpes und den überall präsenten Fischbrötchen in die Nase. Als Fastenwandernde halten wir uns aber überwiegend in der Natur auf und sind den Verlockungen eines Schnellimbisses selten ausgesetzt. Einige unserer Gäste suchen trotzdem die besondere Herausforderung und besuchen gelegentlich das Café Wien in der Strandstraße oder die Kupferkanne in Kampen, um einen guten Tee zu trinken. Dafür müssen sie aber an den ungewöhnlich leckeren Torten und Kuchen vorbei …

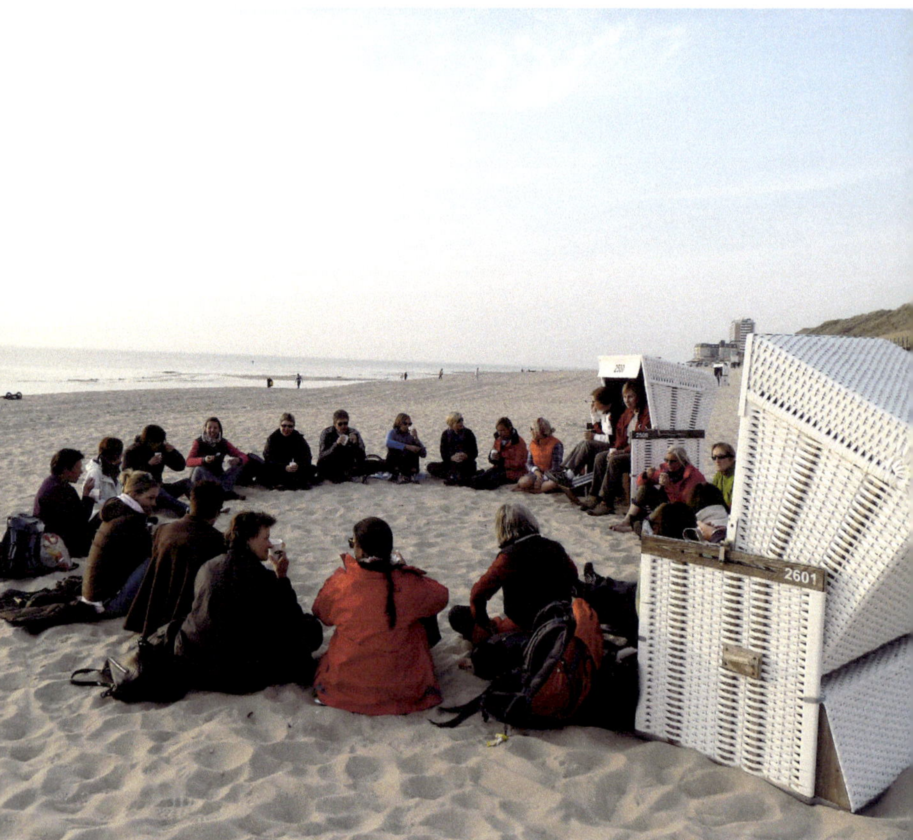

Manche der FastenwanderInnen träumen auch von Vollkornbrot, Pellkartoffeln oder einem saftigen Steak. Mich selbst verfolgte einmal der Gedanke an knusprige Falafeln durch die gesamte Fastenwoche. Vor meiner nächsten Fastenzeit habe ich einfach vorab noch mal das gegessen, worauf ich besonderen Appetit hatte. Das half, um in der folgenden Woche keine Hirngespinste dieser Art aufkommen zu lassen.

Viele fragen sich aus Angst vor solchen Gelüsten: Schaffe ich es wirklich, eine Woche nichts zu essen? Aber das Entscheidende beim Fasten ist, sich aus eigenen Stücken dafür entschieden zu haben. Ist dieser Entschluss gefasst, ist eine Fastenwoche in der Gemeinschaft gut zu bewältigen. Manche Gäste verlängern sogar zu Hause ihre Fastenzeit noch und genießen die Freiheit, die das Nichtessen bietet: Beispielsweise brauchst du nicht darüber nachzudenken, was du essen möchtest und was du dazu einkaufen musst. Die Zeit für Essenszubereitung und Abwasch wird komplett gespart – so schenkt das Fasten jedem auch viel freie Zeit.

Zeit für Freundschaften

Während einer gemeinsamen Fastenwoche entwickeln sich oft Freundschaften zwischen TeilnehmerInnen, die über die Woche hinaus halten. Denn alle haben genügend Zeit, sich nicht nur um sich selbst zu kümmern, sondern auch gleichgesinnte Mitmenschen kennenzulernen. Nicht selten treffen sich die neuen Freunde nach der Fastenzeit in der Heimat wieder oder zu einem weiteren gemeinsamen Fastenurlaub.

Fasten bringt Veränderungen

Wir erneuern uns rundum in einer Fastenwoche. Der Darm ist gereinigt, die Zellen sind verjüngt, der Kopf ist klar und die Seele beflügelt. Jeder bekommt während der Fastenwanderwoche Inspirationen für unterschiedliche Lebensbereiche und nimmt sie mit nach Hause für das Leben danach.

Ein gutes Leben besteht aus Veränderung. Wie bei den Gezeiten des Meeres, wie bei Ebbe und Flut spüren wir ein Nehmen und Geben, Positives und Negatives. In der Natur bleibt nichts, wie es war – das ist normal, auch wenn wir Menschen uns manchmal anders eingerichtet haben.

Selbst die Insel Sylt ist morgen anders als gestern. Jedes Jahr schrumpft der Strand. Und jedes Jahr spült der Küstenschutz die Menge Sand wieder auf den Strand, die zu unseren Nachbarinseln Rømø und Amrum gewandert ist.

Viele Menschen verändern ihre Ernährungsgewohnheiten, essen mehr Gemüse und pflanzliche Eiweiße. Sie trinken regelmäßig Wasser, frisch gepresste Säfte oder Tees, sie legen gesunde Esspausen ein oder einen Entlastungstag in der Woche. Für andere spielt in Zukunft die Bewegung eine größere Rolle als in ihrem bisherigen Leben. Nach einer Woche Fastenwandern sind sie körperlich fitter, und um diese Fitness zu erhalten, gilt es jetzt, den Sport in den Alltag zu integrieren. Einige wollen regelmäßiger zum Fitnesstraining gehen, öfter einen Fitnesswalk machen oder zur Arbeit und zum Einkaufen mit dem Fahrrad fahren. Auch sollen der Fahrstuhl im Büro nicht mehr so oft benutzt oder die Wanderungen am Wochenende wieder aufgenommen werden.

Wir FastenleiterInnen haben durch die vielen Wanderungen sowieso schon eine gute Grundfitness. Ich selbst gehe auch gern walken und schwimmen, praktiziere Yoga und nutze möglichst oft das Fahrrad für Erledigungen. Unsere Fastenleiterin Anja hinge-

gen schwört auf den täglichen vitalisierenden Sprung in die Nordsee – auch im Winter!
Doch nicht nur der Körper wird beim Fastenwandern bewegt, vor allem auch unser Geist. Wir haben mehr gute Gedanken und führen erfüllendere Gespräche. Der ein oder andere erkennt, dass sein Lebensstil nicht ganz seinem Wesen entspricht. Einige wollen von nun an mehr Zeit für sich selbst, für das Essen und die Essenszubereitung einplanen. Andere erkennen, dass es auch in Ordnung ist, sich einmal abzugrenzen, Nein zu sagen und nicht jeden Wunsch von Freunden oder Verwandten zu erfüllen. Die Nächsten überlegen, sich beruflich zu verändern oder der Kreativität in ihrem Leben mehr Raum zu geben.
Dabei solltest du dir jedoch nicht zu viel vornehmen. Kleine Schritte sind gut umsetzbar. Schau, was dir leichtfällt, denn das ist Erfolg versprechend. Menschen, die jedes Jahr bei uns fasten, berichten davon, dass sie von jeder Fastenwoche etwas in ihren Alltag mitnehmen konnten und somit über die Jahre gesehen sehr erfolgreich sind.
Die meisten TeilnehmerInnen benötigen in der zweiten Hälfte der Woche weniger Schlaf. Viele nutzen die Zeit, um nachzudenken, den Lebensweg neu zu bestimmen – und manche sogar zum Dichten. Kein Scherz: Beim Fastenwandern auf Sylt sind schon viele Menschen zu Dichtern geworden. Und die Zeilen dieser kleinen Kunstwerke handeln meistens nicht vom Essen! Für dieses Thema gibt es den Austausch von Rezepten oder das Studieren von Speisekarten und Kochbüchern. Vielmehr geht es in den gereimten Werken um die Sylter Natur, die eigene Existenz, die Fastenerfahrung oder um Gesundheit und Liebe. Hier ein Beispiel von unserem Gast Franz Meyer:

Die Wende

Ein Mensch sich plötzlich Fragen stellt:
Was ist mit mir und meiner Welt,
mit meinem Körper, meinem Geist?
Sein Leben, wähnt er, ist entgleist.

Und mit den Zweifeln dieser Phase
gerät er förmlich in Ekstase.
Er hört sich um bei vielen Leuten,
nur wenige ihm Richtung deuten:

Wir wissen von der Bibel seit
Jahrtausenden: halt Fastenzeit.
Ein andrer, der partout kein Christ,
sagt ihm, was falsch am Leben ist.

Wenn einer täglich liebt den Braten
und aus den Fugen leicht geraten,
der lebt mit manchem Risiko,
kommt früher an sein Ultimo.

Er forscht und landet ohne Hasten
bei Wandern im Verbund mit Fasten.
Oh, denkt er, das klingt sehr fatal,
bringt das nicht Mühe, Schmerzen, Qual?

Und ohne ein genaues Wissen
bleibt er hin- und hergerissen.
Bis er aus guter Quelle hört,
wie gut das sei und sie drauf schwört.

So angeregt, nicht ganz geheuer,
stürzt er sich in dies Abenteuer.
Was da beim Glaubern rausgekommen,
hat ihm fast den Verstand genommen.

Dort geht es los mit Tee und Säften,
beim Wandern fühlt er sich bei Kräften,
er schafft die Tage ohne Mühe
schlürft abendlich genussvoll Brühe.

Am Ende stellt erstaunt er fest:
Bestanden hat er diesen Test
und denkt, dies Gute mir zu gönnen,
hätt´ ich seit Jahren haben können.

Erleichtert dieser Mensch entschreitet
und um sich überzeugt verbreitet:
„Wer stur verweigert Wandern, Fasten,
der hat nicht alle auf dem Kasten!"

Résumé: So mancher Vorbehalt ist Quark,
HIER wird man schlank, gleichzeitig stark.
Wer diesen Jungbrunnen nicht kennt,
der hat gewiss die Zeit verpennt.

Franz Meyer

Entrümple dein Leben!

Während der Fastenwoche haben wir unseren Darm kräftig aufgeräumt und ihn von vielen Ablagerungen befreit. Bevor meine Gäste abreisen, empfehle ich ihnen, eines dieser „Aufräumbücher" zu lesen, wie zum Beispiel „Feng Shui gegen das Gerümpel des Alltags" von Karen Kingston. Denn mit dem Fasten und einem leeren Darm springt der Funke sehr schnell über, und man bekommt Lust, nicht nur in seinem Inneren aufzuräumen, sondern auch sein Zuhause zu entrümpeln. Wann hat man schon mal so einen Elan? Nutze die ungewohnte Energie. Die Autorin verspricht in ihrem Buch, dass sich das Entrümpeln positiv auf dein Leben auswirkt.

Ebenfalls empfehlenswert sind die Erfahrungen der Japanerin Marie Kondo. Sie schreibt in ihrem Buch „Magic Cleaning", wie du mit sinnvollem Aufräumen dein Leben verändern kannst. Die meisten von uns haben ja nie gelernt, richtig Ordnung zu halten. Auch beschreibt Kondo, welche Auswirkungen das Aufräumen auf unser Denken und unsere Persönlichkeit hat.

FASTENBRECHEN UND AUFBAUTAGE

Wie wird das Fasten richtig beendet? So nicht: Vor einigen Jahren spazierte ein Gast am Ende seiner Fastenwoche geradewegs in einen Fischimbiss und verspeiste eine Fischsuppe. Ein anderer holte sich vor der Bahnfahrt nach Hause noch schnell Sushi zum Mitnehmen und eine kleine Flasche Rotwein – mit unangenehmen Folgen, denn solch eine plötzliche Nahrungszufuhr führt in den meisten Fällen zu erheblichem Unwohlgefühl bis hin zu Magenkrämpfen.

Ich finde es auch sehr schade, wenn man für eine Fastenwoche so viel Energie, Zeit und Geld aufwendet und dann das gute Gefühl schon am Abreisetag achtlos „über Bord" wirft. Zum Glück ist so etwas die absolute Ausnahme.

Mein wichtiger Tipp also: Die Aufbauzeit bitte unbedingt einhalten, sie ist ein Teil des nachhaltigen Fastenerfolgs. Klassisch wird das Fasten mit dem Verzehr eines reifen Apfels beendet. Im Fastenhaus zelebrieren wir das Fastenbrechen am letzten Tag gemeinsam. Wer einen rohen Apfel nicht verträgt, kann ihn auch

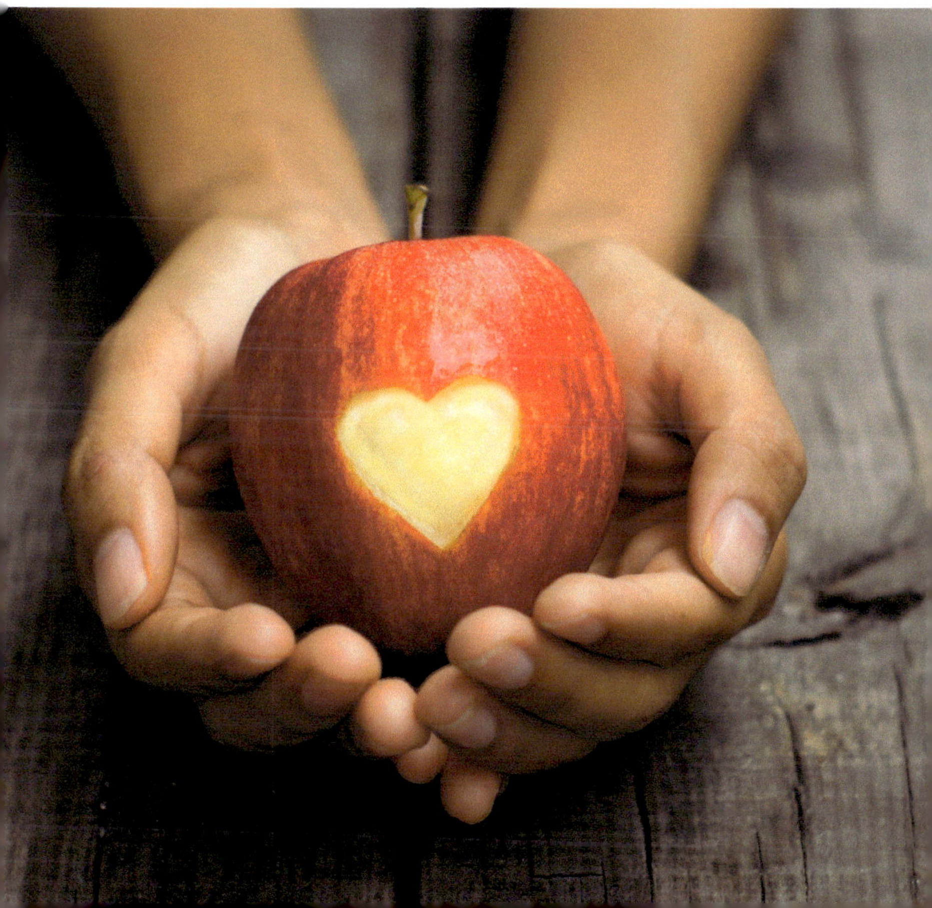

dünsten oder ein anderes Stück Obst oder Gemüse nehmen. Nur auf Bananen sollte verzichtet werden – sie stopfen. Auch Kohlsorten solltest du nicht wählen, die verursachen leicht Blähungen. Ich beginne das Fastenbrechen klassisch mit einem Apfel am Mittag. Am Abend gibt es bei mir dann entweder Pellkartoffeln mit Leinöl und Kräutern, Kürbis vom Blech mit Pinienkernen, einen Rote-Bete-Apfel-Reibesalat oder einen bunten Salat bestehend aus drei verschiedenen Gemüsen und einem leckeren Dressing.
Was essen wir nun aber in den ersten Tagen nach dem Fastenwandern? An den sogenannten Aufbautagen wird der Organismus langsam wieder an feste Nahrung gewöhnt. Bewährt hat sich eine Kost aus:

- überwiegend Obst und Gemüse
- etwas Getreide
- wenig Eiweiß
- wenig Fett

Was du an den Entlastungstagen zu dir genommen hast, kannst du ebenfalls während der Aufbautage essen. Aber von allem nur so viel, wie dir gut tut.
Ein abrupter Wechsel zu einer normalen Ernährung ohne Aufbautage ist nicht bekömmlich. Die Menge der Verdauungssäfte ist durch das Fasten zurückgefahren, sie müssen vom Körper erst wieder aktiviert werden. Deshalb solltest du deinen Körper langsam und Schritt für Schritt an die Nahrungsaufnahme gewöhnen. Plane mindestens ein Drittel der Tagesanzahl, die du gefastet hast, als Aufbautage ein – bei einer Fastenwoche sind das also zwei bis drei Tage.
Wichtig für die Verträglichkeit ist, dass die Nahrung gut gekaut (bis zu 30-mal) und gut eingespeichelt wird. Nimm dir Zeit zum Essen – Mahl-Zeit! Iss in den Aufbautagen nur etwa die Hälfte

der üblichen Menge. Und halte vier- bis fünfstündige Pausen zwischen den Mahlzeiten ein. Mir selbst fällt es nicht immer leicht, die Pausen in den Aufbautagen zu beachten. Ich finde, dass in dieser Zeit manchmal mehr Disziplin gefragt ist, als in der eigentlichen Fastenwoche. Deshalb lenke ich mich gern ab, bin nach Möglichkeit draußen unterwegs oder gehe an Orte, die nicht mit verführerischen Speisen reizen.

Behalte das Trinken nach dem Fasten unbedingt bei. Mindestens zwei Liter klares Wasser oder Tee pro Tag sowie stark verdünnte Säfte. Trinke nicht zum Essen, sondern besser zwischen den Mahlzeiten. Die Flüssigkeit beeinträchtigt den Verdauungsvorgang.

Zu guter Letzt: Vergiss die Fitness nicht. Durch Bewegung werden die Durchblutung, das Herz-Kreislauf-System, die Haut, die Lungen und der Darm günstig beeinflusst.

Rezeptideen für die Aufbautage

~ Obstsalat mit Sesam, geschrotetem Leinsamen, Kürbiskernen und Joghurt/Sojajoghurt
~ gedünstetes Gemüse mit Butter
~ Salat mit Zitronen-Öl-Dressing
~ Gemüsesuppe
~ Pellkartoffeln mit Kräuterquark und Leinöl
~ Möhren- und Rote-Bete-Frischkost
~ Gemüse-Hirse-Pfanne
~ Kürbisrisotto mit Vollkornreis
~ Knäckebrot mit Frischkäse und Tomaten oder einer vegetarischen Paste mit Gurke

„Wir werden sicher Wiederholungstäter ..."

„Die Erholung nach dieser einen Woche war einzigartig. Ich bin noch nie so relaxt aus einem Urlaub zurückgekehrt und es hält an!"
Eva

„Kreislaufprobleme am Morgen – kein Problem. Löcher in den Bauch fragen – kein Problem. Die Tipps und Empfehlungen für danach funktionieren bestens. Wir werden sicher Wiederholungstäter."
Falk und Grit

„Nach anfänglicher Skepsis (vor allem bei meinem Ehemann) zeigte sich rasch eine totale Freude, dass man tatsächlich ohne feste Nahrung eine gewisse Zeit leben kann. Wir fühlen uns jetzt wesentlich wohler und agiler und haben unsere Ernährung teilweise schon umgestellt."
Anke

„Mein Körper fühlt sich entspannter an und viele Wehwehchen sind verschwunden. Ich kann mich besser konzentrieren und fühle mich ganzheitlich entschlackt. Ich werde auf jeden Fall dieses Fastenerlebnis wiederholen."
Anne

„Als Fastenneulinge wussten wir nicht, was uns erwartet und wie es uns ergeht. Wir können jetzt sagen, dass es eine großartige Erfahrung war und wir dies auf jeden Fall wiederholen werden."
Lutz und Marlies

„Ich fühle mich wie ausgewechselt, frisch und froh – es war so schön und tat so gut."
Elke

„Ich habe seit meinem Aufenthalt bei Ihnen 15 kg abgenommen. Der entscheidende Impuls zur Ernährungsumstellung war der einwöchige Fastenaufenthalt bei Ihnen."
Timon

„Durch dieses Fasten lernt man die Nahrungsmittel wieder neu wertzuschätzen und ich empfinde Dankbarkeit für die Fülle an Nahrungsmitteln, die mir geboten sind. Ich hatte vorher die Wertschätzung nicht mehr, ich hatte das Gespür für Nahrungsmittel verloren und auch dafür, was mir gut tut. Ich bin jetzt ein leeres Gefäß und werde es jetzt mit Bedacht füllen, nur mit guten Sachen, die werden mich besser durch das Leben tragen."
Anita

„Gut erholt und rundum motiviert bin ich wieder nach Hause gefahren."
Marita

„Warum faste ich? Mit den Jahren hat sich nicht nur mein Körper darauf eingestellt, sondern auch mein Gehirn. Aller alter Müll darin wird wunderbar entsorgt und ich kann plötzlich meine Probleme und den normalen Alltag von ganz verschiedenen Positionen anschauen."
Beate

Und nach der Fastenzeit?

Spätestens wenn die Fastenwoche beendet ist, fragt man sich: Wie ernähre ich mich denn jetzt in Zukunft? Sich gesund zu ernähren ist eigentlich gar nicht schwer. Du musst es nur tun, oder wie schon Johann Wolfgang von Goethe sagte: „Es ist nicht genug zu wissen, man muss es auch anwenden. Es ist nicht genug zu wollen, man muss es auch tun."

Bei mir wurde die Grundlage für eine gesunde Ernährung schon in der Kindheit gelegt. Meine Mutter, die als Nachkriegskind mit Graubrot und Margarine aufgewachsen war, setzte schon früh auf eine gesunde Vollwerternährung, und somit war diese Kost das Normale für uns Kinder. In der Schule lief mir zwar manchmal das Wasser im Mund zusammen, wenn andere Kinder ihre Schokocremebrötchen rausholten und sich in meiner Brotdose „nur" Kohlrabi, Möhren und trockenes Reformhausbrot mit einer Olivenpaste befanden. Aber natürlich hat sich dadurch im Laufe der Zeit der Geschmack für gesundes Essen bei mir entwickelt.

Auch weiß ich Lebensmittel besonders zu schätzen. Ich verbrachte einen Großteil meiner Kindheit auf einem Biobauernhof in der Nachbarschaft. Ich habe dort gern mit angepackt, und dadurch weiß ich nicht nur, was wann und wo wächst, sondern auch, wie mühevoll der Anbau von Getreide und Gemüse ist.

„Was kann ich heutzutage eigentlich noch essen?", fragen sich viele. Die Antwort ist einfach: „Eat food. Not too much. Mostly plants", schreibt der mehrfach ausgezeichnete Umweltjournalist Michael Pollan. „Food" steht für naturbelassene Lebensmittel, die nicht industriell verarbeitet wurden. „Not too much" bedeutet: Iss nur, wenn du wirklich Hunger hast, und höre auf, wenn du satt bist. Lerne, emotionale Defizite nicht mit Essen zu kompensieren, sondern entwickle dafür andere Strategien. „Mostly plants"

schließlich heißt: Iss überwiegend pflanzlich, Fleisch nur in Bioqualität und im Sinne einer Beilage.
Zur pflanzlichen Ernährung gehören auch gute Fette wie in Leinöl oder Leinsamen, Hanföl oder Hanfsamen, Olivenöl, Oliven oder Rapsöl und auch Samen, Nüssen (vor allem Walnüssen und Mandeln) und Avocados. Meide hingegen alle Transfette – also gehärtete Fette – in Frittiertem, Gebratenem, Chips, Fertiggerichten, Fertigbackwaren usw., denn das sind die Dick- und Krankmacher. Ebenso „Light"- Produkte, die ihre Einbußen an Geschmack häufig mit mehr Salz, Zucker und Kohlenhydraten ausgleichen.
Ich selbst habe immer mindestens drei verschiedene Öle wegen der verschiedenen wertvollen Inhaltsstoffe und des unterschiedlichen Geschmacks in meiner Küche. Rapsöl ist herrlich neutral, hat viele von den einfach und mehrfach ungesättigten Omega-3- und Omega-6-Fettsäuren und ist vielseitig verwendbar. Kürbiskernöl ist top für leckere Salatsoßen und verfeinert auch die Kürbissuppe oder Desserts wie Eis.
Und ich breche eine Lanze für Leinöl. Ich finde seinen Geschmack fantastisch, aber er ist eigen. Wer Leinöl ausprobieren möchte, sollte es darum mindestens dreimal probieren. Und beim Kauf sollte man unbedingt auf eine gute Herkunft achten, das heißt, das Öl entweder direkt aus einer Ölmühle beziehen oder im Bioladen kaufen. Einige Leinöle aus dem Supermarkt, die ich bisher verkostet habe, schmeckten fischig oder bitter und waren für mich nicht genießbar. Leinöl gilt als die Königin unter den Omega-3-Fett-Lieferanten. Es enthält bis zu 70 Prozent der essenziellen Fettsäuren, die unser Körper nicht selber herstellen kann und die deshalb zugeführt werden müssen. Leinöl sollte nicht zu lange im Kühlschrank stehen, dann wird es bitter. Man kann das Öl aber gut einfrieren, dann ist es jederzeit verfügbar. Ich mische Leinöl in Salatdressings, genieße es mit gedünstetem Gemüse oder rühre es

in süße oder herzhafte Quarkzubereitungen. Omega-3-Fette helfen übrigens, den Cholesterinspiegel und den Blutdruck zu regulieren und Herz-Kreislauf-Erkrankungen vorzubeugen.

Bei der Verwendung von Getreiden und Pseudogetreiden sei kreativ und ersetze einfache Kohlenhydrate durch komplexere Nahrungsmittel. Genieße also Brot, Nudeln und Reis am besten in der Vollkornvariante, denn die Randschichten enthalten Mineralstoffe, Vitamine, Proteine und Ballaststoffe, die wiederum die gesundheitsfördernden Bakterien in deinem Darm ernähren. Und hast du schon mal mit Buchweizen, Dinkel, Hirse, Quinoa und Amaranth experimentiert? Wie wäre es mit bretonischen Buchweizenpfannkuchen, einem Hirsotto oder einem selbst gebackenen Dinkelbrot?

Zucker, der heutzutage überall beigemischt ist (wie in Fruchtjoghurt, Wurst, Pastasaucen, Tiefkühlpizza), ist weder gut für Zäh-

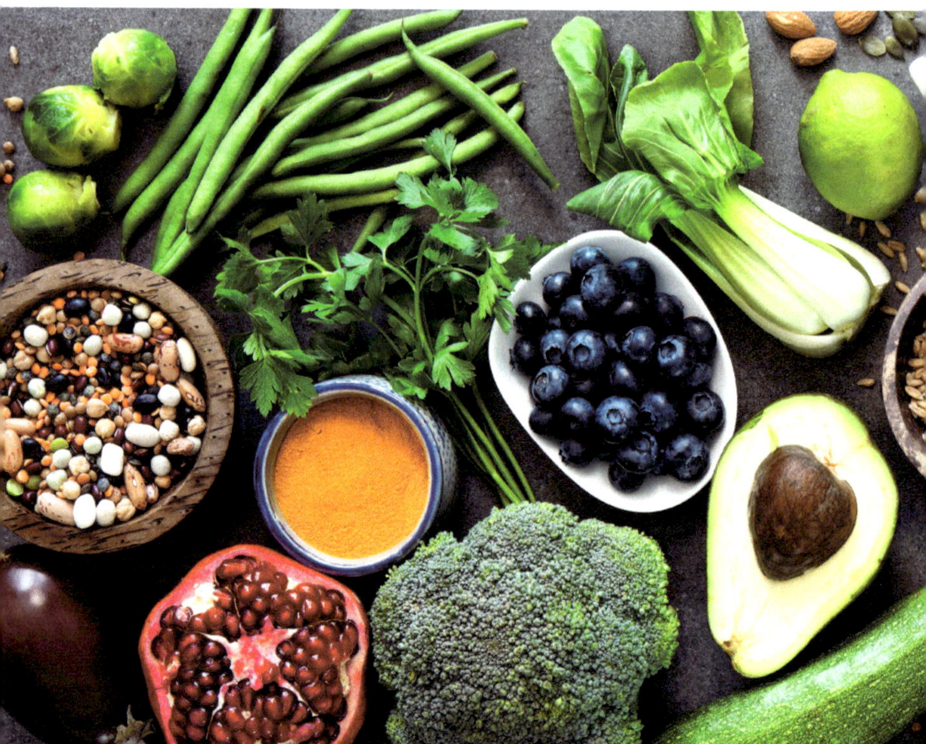

ne, Herz oder Gehirn und erhöht das Krebsrisiko. Verwende Zucker und auch andere alternative Süßungsmittel wie Agavensaft oder Apfeldicksaft bewusst und sparsam – so wie früher, nämlich wie ein Gewürz. Isolierte Kohlenhydrate wie Zucker und Weißmehle wirken wie eine Vollbremsung auf den Fettabbau. Ein hoher Zuckerkonsum ist reine Gewohnheitssache. Fange also nach der Fastenzeit einfach nicht wieder damit an, denn du bist ja dann schon frei davon.

Von Obst und Gemüse solltest du täglich 500 bis 700 Gramm verzehren. Dabei entfallen zwei Drittel auf Gemüse und ein Drittel auf Obst. Damit ist der Bedarf an Vitalstoffen gedeckt und die Gefäßverkalkung wird reduziert beziehungsweise verhindert. Da verschiedene Obst- und Gemüsesorten auch über unterschiedliche Inhaltsstoffe verfügen und unterschiedlich im Organismus wirken, variiere täglich und nach Jahreszeit, sodass du auf fünf

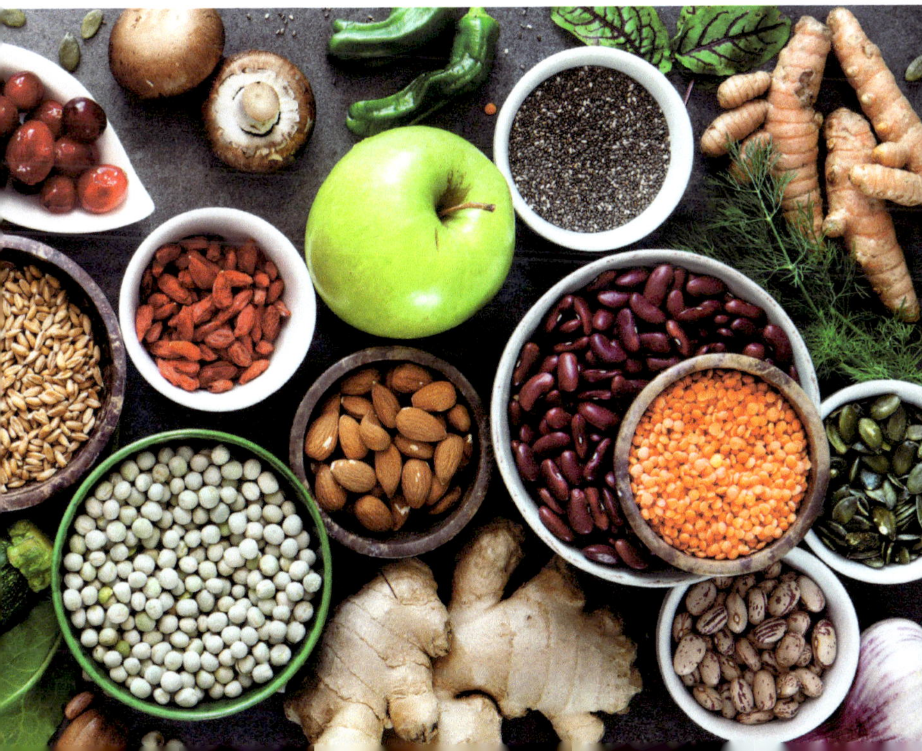

bis sechs Sorten kommst. Beeren und Kohlsorten gelten nebenbei noch als beste Krebsprophylaxe. Decke einen Teil deines Eiweißbedarfes gern auch mit pflanzlichem Eiweiß wie Linsen, Kichererbsen, verschiedenen Pilzsorten, grünen Bohnen, Kidneybohnen, Lupinen, Hanfsamen oder Chiasamen. Sie haben den Vorteil, dass sie kein schlechtes Fett und kein Cholesterin enthalten. Denn zu hohe Mengen an tierischem Eiweiß und gesättigten Fetten beschleunigen die Gefäßverkalkung. Außerdem belastet der Verzehr von pflanzlichen Eiweißen die Umwelt lange nicht so stark wie der von tierischen Produkten. So können wir gleichzeitig uns und unserer Umwelt etwas Gutes tun.

Bei Fisch und Fleisch (natürlich in Bioqualität) achte auf möglichst unverarbeitete Sorten ohne Zusatzstoffe, also eher ein Stück Fleisch statt Würstchen oder Aufschnitt. Ebenso bei Milchprodukten. Das heißt, die Milch sollte so unbehandelt wie möglich sein, und bei Butter und Joghurt wähle die Vollfettvariante. Nicht zuletzt geht es auch um die Säure-Basen-Balance. Man sieht ihn nicht, man fühlt ihn nicht – trotzdem hat der Säure-Basen-Haushalt einen enormen Einfluss auf unser Wohlbefinden. Ist er aus den Fugen geraten, können körperliches Unbehagen, ein geschwächtes Immunsystem und frühzeitige Alterung ausgelöst werden. Nutze die Aufbautage, um mit der Basenkost zu experimentieren. Gute Basenlieferanten sind Obst, Gemüse, Kräuter, Gewürze, kalt gepresste Öle, viele Samen und Nüsse und viele getrocknete Früchte. Als neutral gelten Hirse, Buchweizen, Quinoa und Amaranth.

Finde Gerichte, die basisch verstoffwechselt werden und die dir wirklich gut schmecken, und integriere sie in deinen Alltag. Achte auch auf ausreichend Bewegung und deinen Lebensstil, denn Dauerstress und Ärger, Essen unter Stress und Überessen machen dich auch sauer.

Gemüsespaghetti mit Mandel-Erbsen-Pesto

Erbsenpesto habe ich mal in Dänemark auf einer großen Feier kennengelernt, und es ist seitdem aus meiner Küche nicht mehr wegzudenken. Lecker als Dip zu Gemüse, Kräckern oder Pasta.

Für zwei Portionen Mandel-Erbsen-Pesto:
~ 400 g tiefgefrorene Erbsen
~ 1 Knoblauchzehe, zerdrückt
~ 50 g blanchierte Mandeln
~ 2 EL Zitronensaft
~ 1 Handvoll gemischte Kräuter
~ 3 EL kalt gepresstes natives Olivenöl oder Rapsöl

Für zwei Portionen Gemüsespaghetti:
~ 1 große Zucchini (etwa 400 g)
~ 2 Möhren
~ 1 EL kalt gepresstes natives Olivenöl oder Rapsöl

Die tiefgekühlten Erbsen mit heißem Wasser übergießen und ein paar Minuten auftauen lassen. Das Wasser abgießen, die restlichen Zutaten zugeben und pürieren. Zum Schluss mit Salz und Pfeffer abschmecken.
Zucchini und Möhren waschen, die Enden abschneiden und mit einem Spiralschneider in lange, hauchdünne Streifen schneiden. Das Olivenöl mit den Händen in die Gemüsespaghetti einarbeiten. Wer nicht so gern roh isst, kann sie alternativ noch etwa drei Minuten in der Pfanne mit etwas Wasser andünsten.

Kürbissuppe mit prickelndem Zitronengras

Für zwei Portionen:
~ ½ Hokkaido-Kürbis (etwa 0,5 kg)
~ ½ Stiel Zitronengras
~ 12 g frischer Ingwer
~ 7 g Butter
~ ½ Liter Gemüsebrühe
~ 1 Lorbeerblatt
~ 1 EL frisch gepresste Zitrone
~ ½ TL Salz und frisch gemahlener Pfeffer
~ für das Topping: Koriander

Kürbis halbieren, Kerne herausschaben und in Stücke schneiden. Entferne das äußere Blatt vom Zitronengras und schneide es sehr fein. Schneide den Ingwer in dünne Streifen. Schwitze Kürbis, Zitronengras und Ingwer in Butter/Kokosöl an – es soll aber nicht braun werden. Setze Gemüsebrühe hinzu und lasse die Suppe etwa 20 Minuten köcheln. Püriere die Suppe und schmecke mit Zitronensaft, Salz und Pfeffer ab.
Tipp: Damit die Suppe länger satt hält, kannst du vor dem Pürieren noch 2 EL Chiasamen hinzufügen.

Quietschgrüner Salat mit Granatapfelkernen

Für zwei Portionen:
~ 100 g Feldsalat
~ 100 g Rucolasalatblätter
~ 1 Gurke, schmeckt bei diesem Rezept auch gut geschält
~ 2 reife Avocados
~ 2 Handvoll Granatapfelkerne
~ 6 EL geröstete Sonnenblumenkerne, Pinienkerne, Kürbiskerne

Für das Dressing:
~ 4 EL kalt gepresstes Rapsöl, davon gern ein EL Kürbiskernöl
~ 3 El Balsamico oder Zitrone
~ 1 TL Senf
~ 1 TL Agavendicksaft
~ Salz und Pfeffer

Salatblätter auf einer Platte anrichten. Gurke eventuell schälen, anschließend Gurke und Avocado in Streifen schneiden und über den Salat verteilen. Granatapfel unter leichtem Druck über die Tischplatte rollen, dann die Kerne herauslösen und zusammen mit den gerösteten Kernen auf dem Salat dekorieren. Die Zutaten für das Dressing zusammenrühren und es erst kurz vor dem Verzehr verteilen. So hübsch angerichtet ist dieser Salat auch ein Hingucker für jedes Büfett.

Drei-Minuten-Dinkelbrot

Dieses saftige Brot ist leicht zu backen. Der Teig muss nicht gehen und nicht geknetet werden.
42 g frische Hefe in 1/2 Liter lauwarmem Wasser auflösen. 2 TL Salz, 2 EL Essig und zum Beispiel 2 Tassen Buchweizen ungemahlen und eine Handvoll Samen (etwa Sonnenblumenkerne, Kürbiskerne, Leinsamen, Sesam) in das Hefewasser geben. Den Teig mit Dinkelvollkornmehl (500 g) auffüllen, bis er zähflüssig ist, sodass er beschwerlich umzurühren ist.
Den Teig in eine gefettete Brotform geben und in dem nicht vorgeheizten Ofen bei 200° C eine Stunde backen. Wer die Kruste rundum kross mag, löst das Brot aus der Form und lässt es im ausgeschalteten Ofen noch etwa zehn Minuten nachbacken. Ich schiebe immer gleich zwei Brote hinein. In einem kleinen Haushalt kannst du es auch gut scheibchenweise einfrieren. Viele unserer Gäste backen inzwischen selber ihr Brot. Man kann das Dinkelbrot vielseitig variieren – durch das Hinzufügen von Gewürzen wie Fenchel, Koriander und/oder Kümmel oder durch getrocknete Früchte und Nüsse.

Linsen-Tomaten-Aufstrich

400 g Linsen mit einem Stück Ingwer kochen und anschließend mit 200 g frischen Cocktailtomaten pürieren. Abschmecken mit 1 TL Koriander, 1 TL zerstoßenem Rosmarin, etwas Salz, Chilipulver und 2 EL Limettensaft. Mit Rucola und dünnen Paprikastreifen auf Brot anrichten.

Dänische Brötchen

In Dänemark nennt man sie Boller. Schon der Duft der frisch gebackenen Brötchen ist ein Genuss – und der Teig ist im Handumdrehen gemacht.

Für circa zehn Brötchen:
~ etwa 8 g Hefe
~ 400 ml Wasser und evtl. etwas Milch/Mandelmilch oder Naturjoghurt
~ 1 Teelöffel Meersalz
~ 3 Tassen feine Haferflocken
~ eine Tasse Samen
~ 350–400 g Dinkelvollkornmehl

Die Hefe in lauwarmem Wasser auflösen und alle anderen Zutaten dazumischen. Der Teig sollte schön zähflüssig sein und schwer umzurühren. Mit einem Handtuch bedeckt über Nacht in den Kühlschrank stellen.
Am Morgen den Teig mit einem mit Wasser befeuchteten Löffel auf das Blech geben. Die Brötchen im vorgeheizten Ofen bei 200° C 30 Minuten backen.
Sind die Brötchen auf dem Blech zerlaufen, war der Teig etwas zu flüssig, sind die Brötchen zu fest, war etwas zu viel Mehl drin. Beim nächsten Versuch sind sie dann perfekt.

Rote Bete in Kokosmilch

Für 4 Personen:
~ 800 g Rote Bete
~ 2 Zwiebeln
~ 2 Knoblauchzehen
~ 1 daumengroßes Stück Ingwer
~ je 1 TL gemahlener Koriander und Kurkuma
~ 1 EL Butterschmalz oder Kokosöl
~ 1/4 L Gemüsebrühe, Salz
~ 400 ml Kokosmilch
~ 2–4 TL rote oder gelbe Currypaste
~ 1 Handvoll Basilikum
~ 1 EL Zitronensaft
~ 1–3 TL Agavensaft

Die Rote Bete schälen, in 1 cm dicke Scheiben schneiden, dann in ebenso große Würfel. Die Zwiebeln schälen und in breite Streifen schneiden, den Knoblauch und den Ingwer schälen und fein hacken.
Butterschmalz im Wok oder in der Pfanne mit Deckel erhitzen und Zwiebeln, Knoblauch und Ingwer darin andünsten. Koriander und Kurkuma hinzufügen und gut verrühren. Kurz weiterbraten und die Brühe dazufügen und 15 Minuten garen.
Nun die Kokosmilch und die Currypaste einrühren, 20 Minuten weiterkochen lassen, bis die Rote Bete bissfest ist.
Vor dem Servieren frische Basilikumblätter in Streifen schneiden und mit dem Zitronensaft und Agavensaft abschmecken.
Dazu schmeckt Quinoa oder Vollkornreis und gebratener Räuchertofu oder Fisch.

Warmer Hirsebrei mit Obst und Nüssen

Für zwei Portionen:
~ 50 g Hirse
~ 1 Zimtstange (oder 1/2 TL Zimtpulver)
~ 1 Vanilleschote (oder 1/2 TL Vanillepulver)
~ 250 ml Mandelmilch
~ 1 EL Agavendicksaft oder 1 EL Rosinen
~ 1 Handvoll Obst je nach Jahreszeit und nach Belieben
~ Walnüsse oder Mandeln
~ 1 TL Sesam oder Hanfsaat

Die Hirse mit der Mandelmilch, dem Zimt und dem Vanillemark etwa fünf Minuten kochen und dann stehen lassen. Nach weiteren zehn Minuten den Agavendicksaft oder die Rosinen drunterrühren. Am Schluss das Obst, die Nüsse und die Saaten drüberstreuen.

Kräuterquark mit Leinöl

Für eine Person 150 g Quark mit 1 TL Zwiebelwürfel, 1 EL Leinöl, 1 Bund gehackten Kräutern, Salz und Pfeffer mischen. Dazu passen Pellkartoffeln. Nach dem Anrichten über die Portion Quark 1 EL Leinöl geben.

INTERVALLFASTEN UND VITALTAGE

Neben dieser gesunden Ernährung kann ich auch wärmstens das sogenannte Intervallfasten empfehlen. Man versteht darunter regelmäßige, in den Alltag eingebaute, längere Esspausen. Nach aktueller wissenschaftlicher Erkenntnis ist das Prinzip vieler kleiner Essportionen am Tag überholt. Empfohlen werden nur zwei oder drei Mahlzeiten täglich. Das heißt: keine kleineren Snacks zwischendurch.

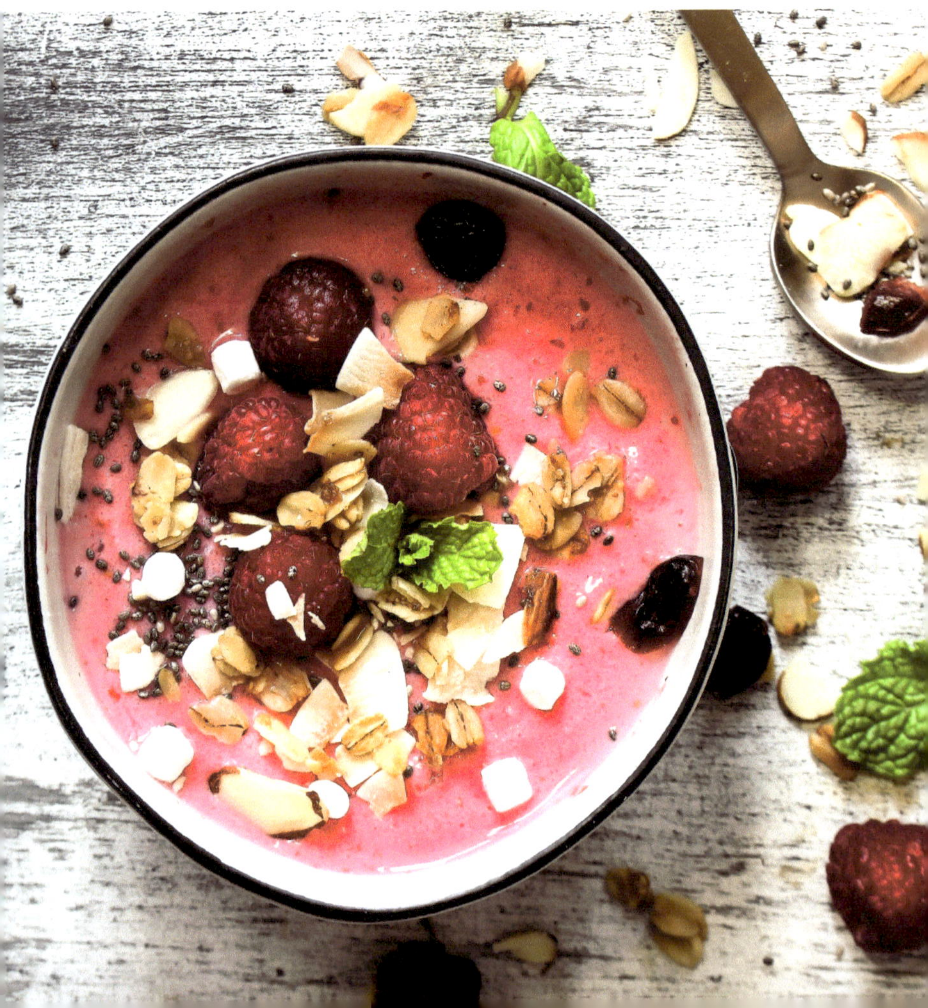

Sinn des Intervallfastens ist, dass der Körper nicht ständig mit der Verdauung beschäftigt ist und dadurch Zeit hat, seine Zellen zu reinigen. Es kommt zu einem verbesserten Zucker- und Fettstoffwechsel im Körper, und das schützt vor vielen Krankheiten. Jede Esspause hilft so bei Regenerationsprozessen, unterstützt deine Immunabwehr, verringert Stresshormone und beugt einer Insulinresistenz vor. Du bist aktiver und kannst leichter dein Gewicht halten und abnehmen.

Die Esspausen kannst du individuell gestalten und an deinen Tagesablauf anpassen. Für jeden dürften vier- bis fünfstündige Esspausen zwischen den Mahlzeiten leicht umsetzbar sein. Esse dich zu den Mahlzeiten satt, aber überesse dich nicht. Satt sein verhindert das Naschen zwischendurch und bremst Heißhunger-Attacken. Trinke am besten nur Wasser oder ungesüßten Tee.

Sehr beliebt ist auch das Breakfast-Cancelling oder Dinner-Cancelling. Je nachdem was zu deinem Typ passt, lässt du eine der beiden Mahlzeiten weg. Das passt zu der Methode 16:8, das heißt 16 Stunden fasten und in einem Zeitraum von acht Stunden essen. Man benötigt aber ein paar Tage, um sich an diesen Rhythmus zu gewöhnen. Eine weitere Alternative besteht aus sechs Tagen normal essen und einem Tag fasten. Das ist das 6:1-Prinzip. Entweder fastet man einen Tag, indem man nur trinkt, oder man lässt alle Kohlenhydrate weg.

Viel gewonnen ist aber auch schon, wenn man an einzelnen Tagen in der Woche nicht nach 18 Uhr isst. Du fühlst dich am nächsten Morgen einfach wohler beim „Break-Fast“ (Fastenbrechen).

Bewährt hat sich darüber hinaus ein Entlastungstag am Montag – nach dem meist üppigeren Wochenende. Für einen solchen „Vitaltag“ findest du hier die Varianten mit Smoothies, Obst und Gemüse oder Hirse. Wähle für deinen Vitaltag eine aus, die dir wirklich liegt und bei der du keinen Verzicht empfindest.

Smoothie-Tag

Für einen Smoothie-Tag mit drei Portionen fülle deinen Blender oder Mixer mit folgenden Zutaten:

- 1 kleine Banane
- 1 reife Birne
- 1/4 Gurke
- ein paar sattgrüne Salatblättern
- evtl. 1 Teelöffel Weizengraspulver, Hanfsaat oder Chiasamen
- ½ geschälte Zitrone
- ½ Liter Wasser
- ½ Avocado oder 1 Teelöffel Leinöl

Variiere die Zutaten nach Jahreszeit und individuellem Geschmack. Der erste Smoothie schmeckt in der Regel noch nicht so gut. Sei bereit zu experimentieren, es lohnt sich. Dein erster Kuchen war sicher auch nicht der Hit. Und fürchte dich nicht vor dem Fruchtzucker in der Banane, denn er ist im Verbund mit Ballast- und Nährstoffen, Vitaminen und sekundären Pflanzenstoffen. Die Zucker, die wir meiden sollten, stecken in Süßigkeiten und Gebäck.

Obst-und-Gemüse-Tag

Bei einem Tag nur mit Obst und Gemüse verteilst du 1,5 Kilo frisches Obst und Gemüse auf drei Mahlzeiten, je nach Typ roh oder kurz erwärmt. Die Vorteile von Rohkost sind, dass mehr Vitamine erhalten bleiben und dass du weniger isst, da sie mehr Kauen erfordert. Denn wir vertragen Rohes nur, wenn wir gut genug kauen. An einem gesunden Obst-und-Gemüse-Tag isst du zum Beispiel:
Morgens: Obst, Gemüserohkost oder Smoothie
Mittags: Reibesalat oder Suppe
Abends: Ofengemüse oder Gemüsepfanne

Hirse-Tag

Ich persönlich liebe auch Hirse-Tage. Hirse ist sehr reich an vielen Mineralstoffen. Herausragend ist besonders der Eisengehalt in Hirse von etwa sieben Milligramm pro 100 Gramm. Hauptsächlich dank Hirse und Roter Bete habe ich meine Schwangerschaften ohne Mineralstoffmangel durchlebt. Nach so einem Hirse-Tag fühle ich mich pudelwohl, und Haut und Haare scheinen kraftvoller. Am Hirse-Tag koche ich 250 Gramm des Getreides in der doppelten Menge Wasser kurz auf und lasse es dann 10–15 Minuten quellen. Die Mahlzeiten sehen an diesem Tag dann zum Beispiel so aus:

Morgens: warme Hirse mit Obst, einem Samen-Topping und dazu zum Beispiel Apfelsaft oder Mandelmilch

Mittags: ein kleiner Salat, zum Beispiel Cherrytomaten, Rucola, Champignons (gebraten oder roh) mit etwas mehr Dressing. Gebe etwas von der Hirse auf einen Teller, lockere sie mit der Gabel auf und gebe den Salat darüber.

Abends: etwas gedünstetes Gemüse, zum Beispiel Spitzkohl, Paprika und Möhren. Würze es mit Meersalz, Kräuter der Provence und gebe zum Schluss die Hirse dazu, eventuell noch ein paar Oliven.

Nun bist du an der Reihe – probiere es aus: Die Kombination aus bewusstem Essen, Esspausen und ausreichend Bewegung ist die Basis eines gesunden Lebensstils und das beste Anti-Aging-Programm.

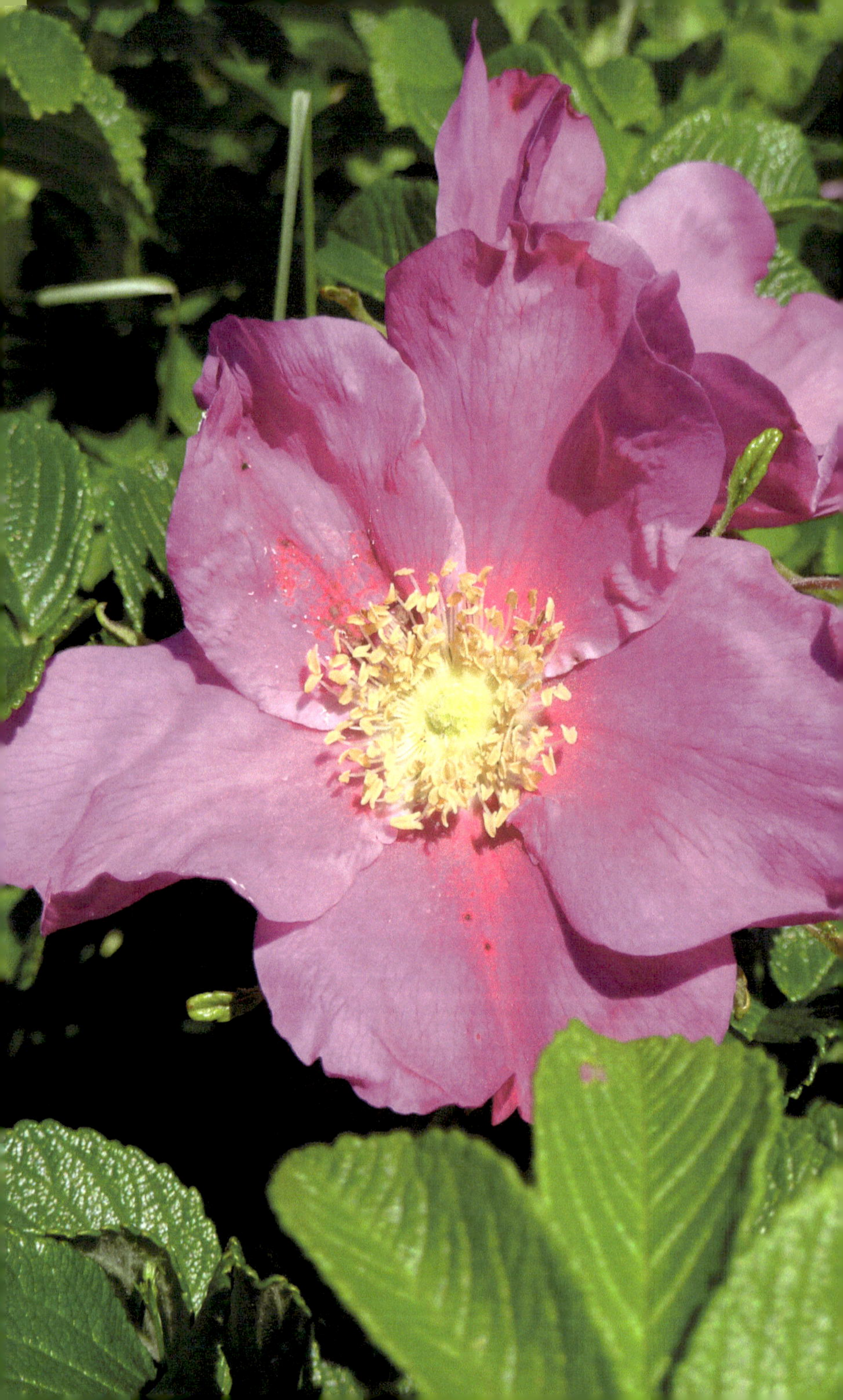

Das Herz wird frei

Wieder einmal Fastenreise,
um auf 'ne besond're Weise
zu entschlacken und zu wandern
mit ganz vielen netten andern.

Um Körper und den Geist zu lüften,
doch nein! Meine Gedanken driften
zu Bratkartoffeln und zu Schnitzel!
Oh, wie peinlich, und ich witzel:
„Brühe ist genauso lecker!"
Dabei träume ich vom Bäcker,
von gutem Käs' auf frischem Brot!
Warum nur? Bin doch nicht in Not?

Im Gegenteil, genieße sehr
die Zeit hier und die Luft am Meer.
Im Bett auch, vorher kannenweise Tee,
und auch der Einlauf tut nicht weh.

Deshalb sag' ich den Gedanken!
„Ich weise euch in eure Schranken!
Macht mir hier nicht das Fasten schwer,
denn es bekommt mir immer sehr."

Der Rock wird weit, das Herz wird frei,
deshalb war ich schon oft dabei.
Das schafft ein Schnitzel wahrlich nicht.
Aber: Es brauchte mir dieses Gedicht.

Nicole Berlin

Alleine fasten

Wer gern fasten möchte, muss das natürlich nicht unbedingt in einer Gruppe tun. Am besten nimmt man sich für das Fasten auf eigene Faust ein paar Tage frei oder fastet im Urlaub. Besonders gut ist es, zum Fasten zu verreisen. Denn wir sind ja wie durch unsichtbare Fäden mit unseren Gewohnheiten (und mit unserem Kühlschrank) verbunden. An einem anderen Ort in schöner Umgebung fällt es uns leichter, alte Gewohnheiten abzustreifen.

Grundsätzlich empfehle ich vor allem bei der ersten Fastenerfahrung, einen erfahrenen Arzt oder Heilpraktiker an der Seite zu haben, der dich beraten kann, wenn du Unterstützung brauchst.

Wir Fastenleiter fasten auch gern einmal individuell, da wir in den Gruppen zu wenig Zeit für die nötige Einkehr haben und für die Leitung und die Bedürfnisse der Gruppe zur Verfügung stehen. Wir werden oft von Teilnehmenden gefragt, ob wir denn in den Gruppen gemeinsam mit ihnen fasten. Aber so häufig, wie wir Fastenwochen leiten, ist das gar nicht möglich. Gern nutzen wir die Zeit allerdings, um uns gut und bewusst zu ernähren, und da wir natürlich nicht in den Gruppen essen, halten wir auch automatisch Esspausen ein.

Eine individuelle Fastenzeit bedarf einer guten Vorbereitung. Man muss für sich selbst die Fastenleitung übernehmen. Beachte daher unbedingt, was ich in dem Kapitel „Unser Fastenprogramm" geschrieben habe. Noch einmal kurz zusammengefasst: Berücksichtige die Vorbereitungstage, reinige gründlich und regelmäßig den Darm, trinke ausreichend, bewege dich viel und halte die Aufbautage ein.

Neben der Planung der Fastenverpflegung ist es sinnvoll, sich einen Wander- oder Aktivitätsplan zurechtzulegen, denn der innere Schweinehund ist groß. In diesem Buch veröffentlichen wir für die Gäste der Insel und die Sylter EinwohnerInnen unsere Wanderrouten, damit alle die Möglichkeit haben, auch alleine loszugehen. Vor allem Bewegung an der frischen Luft unterstützt den Fastenprozess und hält deinen Kreislauf stabil. Sobald du einen Impuls verspürst, dich zu bewegen, greife ihn auf. Ich schwinge mich gern auf das Rad oder lege eine Yoga-Einheit ein. Ich fühle

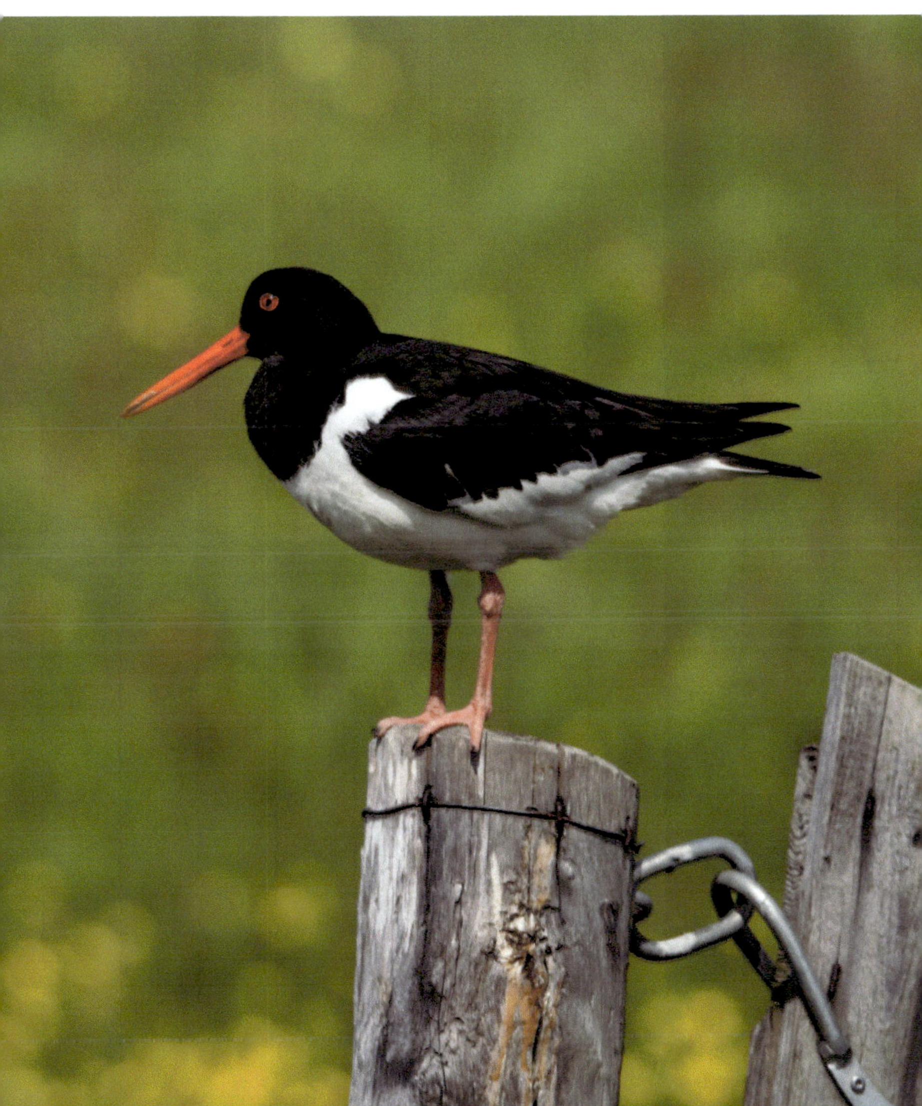

TO DO

- Einkaufszettel schreiben, um frisch gepressten Saft und Gemüsebrühe zuzubereiten
- Tee besorgen, z. B. Kräutertee, Leber-Galle-Tee, Basentee, Fenchel-Kümmel-Anis-Tee, Brennnessel, Ingwer, Zitrone
- Honig für Fastenflauten
- Wärmflasche, Waschlappen
- Thermoskanne
- Aktivplan für jeden Tag ausarbeiten

mich danach immer wohl, und mein Kopf wird frei. Empfehlenswert für einen guten Start in den Tag ist eine kleine Bewegungsrunde mit Dehn- und Streckübungen – optimalerweise draußen.

FASTENBRÜHE, SAFT UND CO

Die Menge an frisch gepresstem Saft sollte einen halben Liter am Tag nicht überschreiten. Du kannst am Morgen ein Glas, etwa 0,2 Liter, in kleinen Schlucken oder löffelnd zu dir nehmen und bei Bedarf mittags ein weiteres Glas. Welchen Saft du trinkst, bleibt dir überlassen. Du kannst Zitrusfrüchte pressen oder, falls du über eine Saftpresse verfügst, aus den nach Jahreszeit angebotenen Frucht- und Gemüsesorten schöpfen. Bei uns im Fastenhaus erfreuen sich folgende Mischungen großer Beliebtheit:

- Möhre/Apfel/Sellerie oder Möhre/Apfel/Rote Bete, je mit einem Tropfen Öl
- Apfel/Melone/Grapefruit oder Orange/Gurke/Ruccola
- Ananas/Möhre/Orange oder Ananas/Apfel/Rotkohl

Auch bei der Menge der Gemüsebrühe gilt als Richtlinie: maximal ein halber Liter. Wenn du zu viel zu dir nimmst, „isst“ du quasi flüssig, aber du möchtest ja fasten. Für die Zubereitung von einem Liter Brühe (für zwei Tage) nimm zwei Hände voll kleingeschnippeltes Gemüse und koche es mit zwei Litern Wasser etwa eine halbe Stunde oder länger, damit die wertvollen Mineralien aus dem Gemüse herausgekocht, also in die Flüssigkeit abgegeben werden. Es gibt viele köstliche Suppenvariationen. Für die Zutaten sind deiner Fantasie keine Grenzen gesetzt:

- Kartoffel, Kürbis (oder Steckrübe), frischer Ingwer
- Kartoffel, Sellerie, Tomate
- Kartoffel, Sellerie, Lauch, Rote Bete, Möhre
- Kartoffel, Aubergine, Champignons, Zwiebel, Zucchini

Kartoffeln werden besonders basisch verstoffwechselt und sind deshalb immer enthalten. Nach dem Kochen püriere etwa ein Drittel vom Gemüse und gieße die Suppe durch ein Sieb. Würze die Brühe nun mit etwas Meersalz und eventuell noch mit Gewürzen deiner Wahl: Koriander, Kreuzkümmel, Kurkuma, Bockshornklee oder einfach Pfeffer. Man kann auch eine Gemüsebrühe ohne Geschmacksverstärker verwenden. Zusätzlich gibst du frisch gehackte Kräuter wie Schnittlauch, Dill, Petersilie oder Basilikum zur Brühe.

Trinke täglich zusätzlich zu Saft und Brühe etwa 1,5 bis zwei Liter Wasser, am besten warm. Darüber hinaus nimm noch etwa 1,5 Liter Tee, Kräutertee oder Tee aus frischen Zutaten wie Ingwer pur oder kombiniert mit Obst zu dir. Das geht so:

- Nimm ein daumengroßes Stück Ingwer, bürste die Schale ab oder schäle den Ingwer und schneide ihn in Scheiben.
- Füge nach Bedarf noch Scheiben von Zitrone, Orange, Apfel, Birne oder anderen Früchten hinzu und gieße beides mit 1,5 Liter kochendem Wasser auf.
- Die Mischung lässt du ziehen – fertig.
- Die Zutaten kann man auch noch für einen zweiten Aufguss verwenden.

Den richtigen Moment für den Einstieg in eine Fastenwoche zu finden ist manchmal nicht ganz einfach. Vor allem während der ersten Tage ist auch viel Disziplin gefragt und natürlich eine gute Planung. Aber mein Fazit lautet: Auch allein zu fasten lohnt sich immer, selbst wenn man es nur für wenige Tage praktiziert. Ich selbst fühle mich danach immer besser, erfahre eine Auflockerung in allen Lebensbereichen, und neue Inspiration bereichert meinen Alltag.

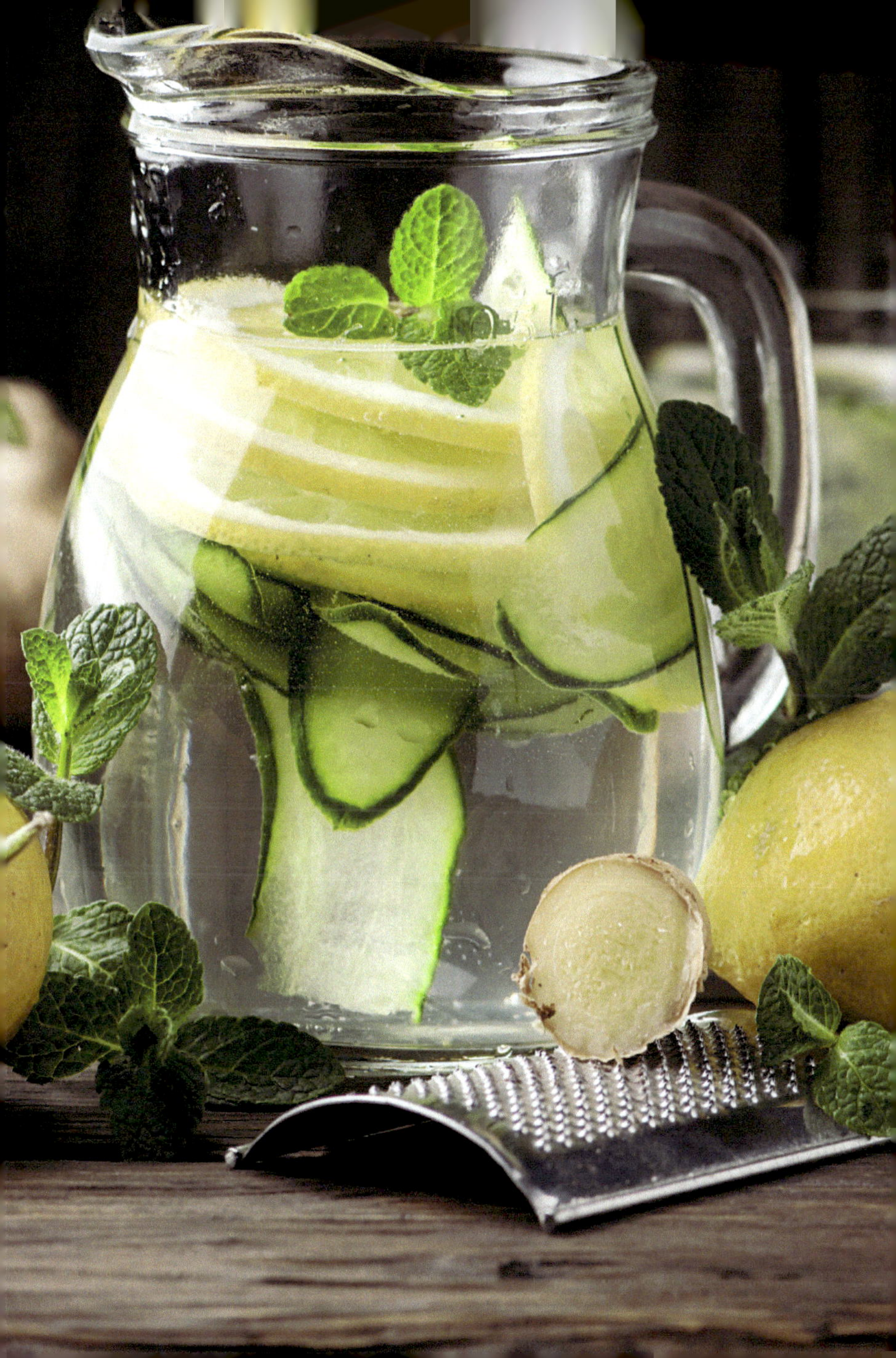

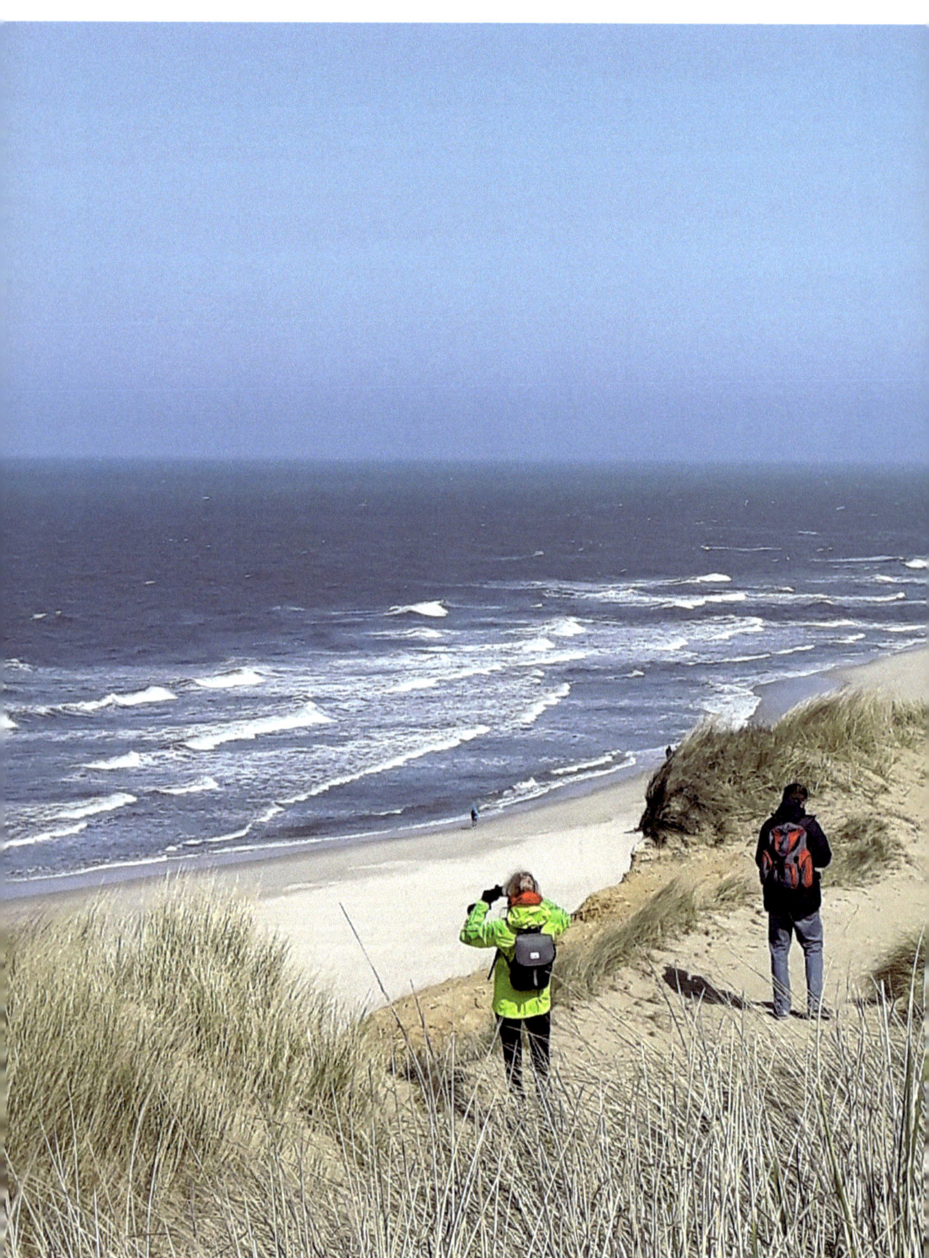

WANDERN

Auf Sylt kann man über viele Kilometer wunderbare, abwechslungsreiche Natur erleben. Der Sylter Biologe Lothar Koch ist die Wandertouren des Fastenhauses Werner mitgelaufen und stellt die fünf eindrucksvollsten Strecken über die Insel vor.

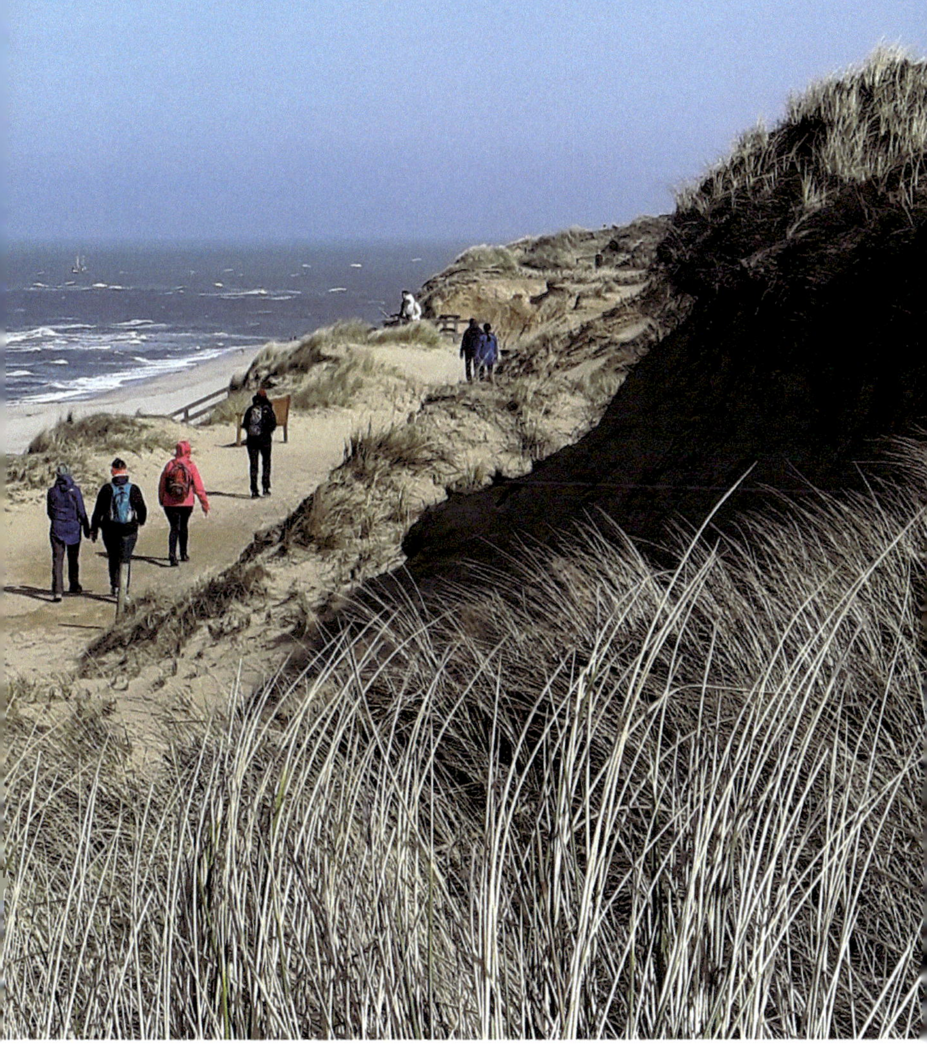

Die schönsten Wanderungen auf Sylt

Sylt ist eine Insel in Bananenform. Ihre Enden sind nach Norden und Süden gerichtet und liegen rund vierzig Kilometer auseinander. Zwölf Kilometer nach Osten erstreckt sich eine breitere Halbinsel mit verschiedenen Dörfern. An ihrem äußersten Ende beginnt der Eisenbahndamm, der das Wattenmeer zum Festland überbrückt. Und das Fastenhaus Werner liegt in Westerland, ganz optimal ziemlich in der Mitte von allen Wegen.
Bei der Auswahl der Wanderrouten hat das Fastenhaus nicht nur an die Wirkung der guten Meeresluft beim Fasten gedacht, sondern auch Strecken gewählt, die an außergewöhnlichen naturkundlichen oder kulturellen Punkten entlangführen. Auch soll die Einkehr in besondere Häuser möglich sein, um frische Säfte oder Tees einzunehmen, die bei fast jeder der etwa dreistündigen Wanderungen ein Highlight sind. Das Wandern soll Freude bereiten und gleichzeitig einen tiefen Einblick in die vielgestaltigen Facetten und Themen der Insel bieten.
Klar, dass deswegen in jeder Fastenwanderwoche möglichst alle Himmelsrichtungen einmal abgegangen werden. Der hohe Norden jenseits des 55. Breitengrades mit seinen weiten Wanderdünen und dem Königshafen fühlt sich ganz anders an als die wilde Südspitze der Insel, wo der Blanke Hans, wie man die Nordseewellen bei Sturm hier nennt, täglich ein Stückchen Dünenlandschaft abnagt. Eine Wanderung über das Rote Kliff, den uralten Kern der Insel, ins Nobeldorf Kampen verspricht ganz andere Einblicke als die Wanderung durch das ehrwürdige Kapitänsdorf Keitum oder die Strecken entlang des Nationalparks Wattenmeer und des Walschutzgebietes.
Die folgenden Tourbeschreibungen sind eine Auswahl aus einer größeren Anzahl von Wanderungen, die das Fastenhaus anbietet.

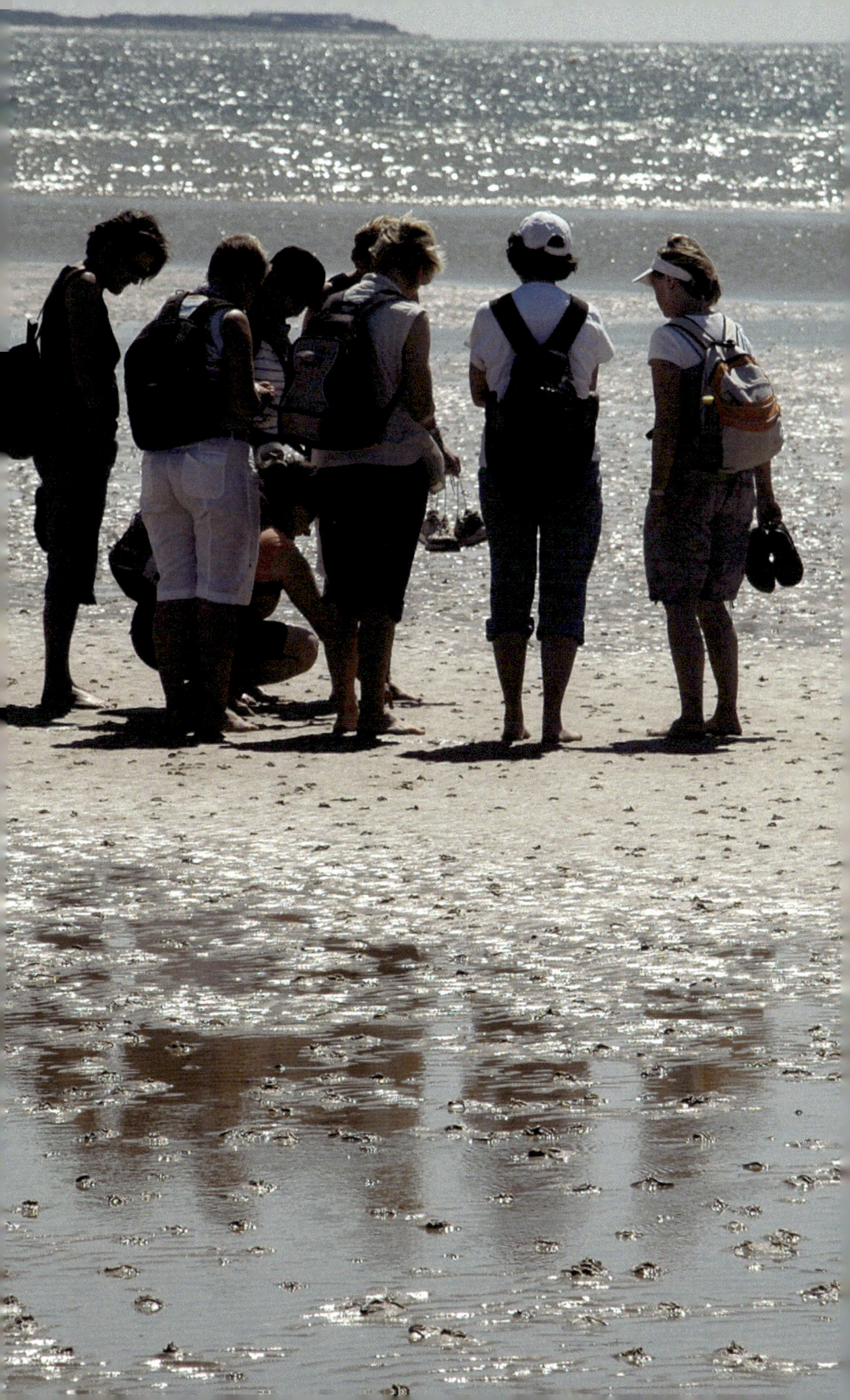

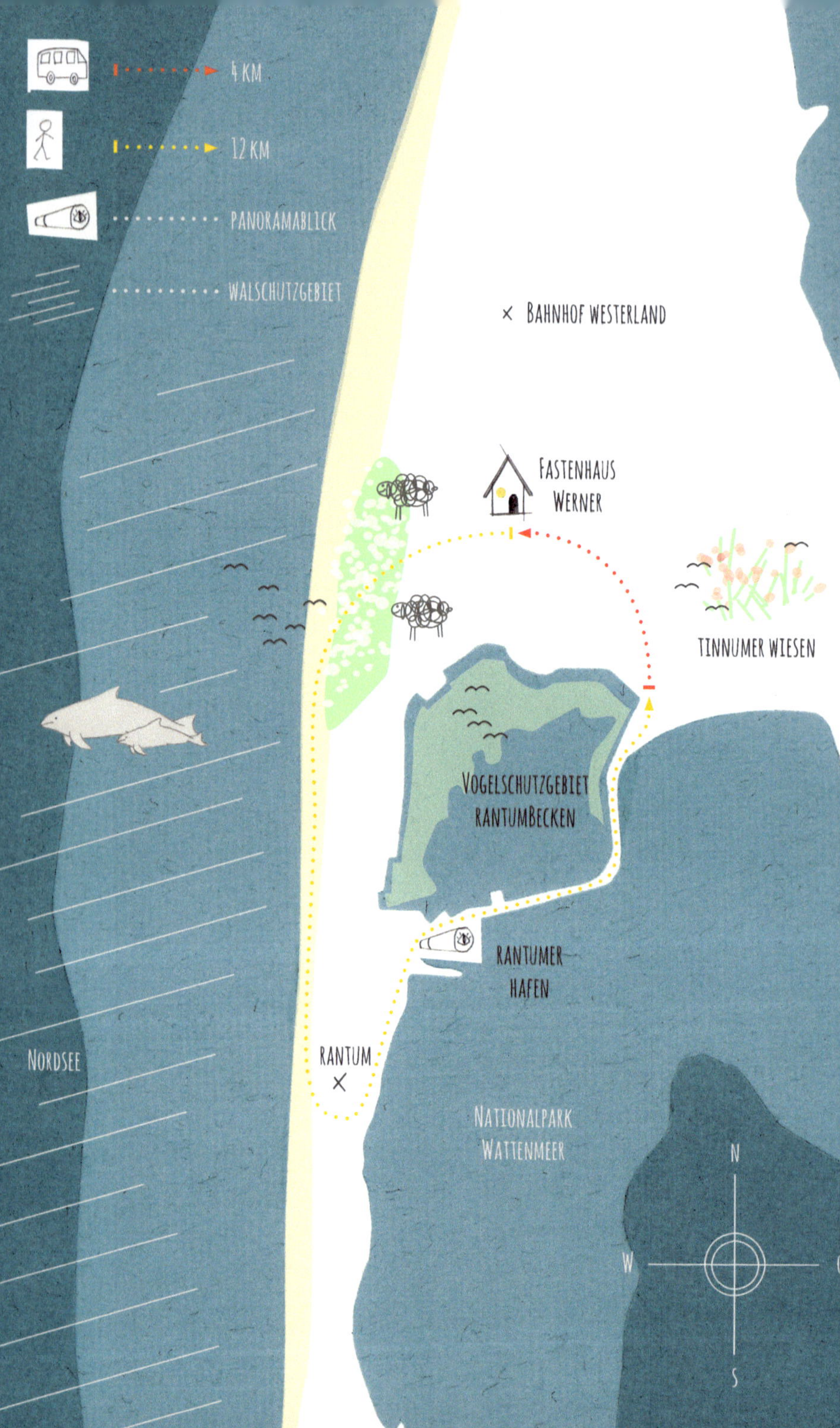

4 KM
12 KM
PANORAMABLICK
WALSCHUTZGEBIET
BAHNHOF WESTERLAND
FASTENHAUS
WERNER
TINNUMER WIESEN
VOGELSCHUTZGEBIET
RANTUMBECKEN
RANTUMER
HAFEN
RANTUM
NORDSEE
NATIONALPARK
WATTENMEER
N
W
S

TOUR 1: VOM FASTENHAUS NACH RANTUM

Nach dem morgendlichen Tagesbriefing kommt Aufbruchstimmung im Fastenhaus Werner auf. Noch einen Schluck warmen Ananas-Apfel-Tee oder etwas Gurkenwasser. Dann kann es losgehen. Der kleine Rucksack ist der jeweiligen Jahreszeit angemessen gepackt: Im Sommer ein kleines Handtuch, falls wir Lust haben, ins Meer zu springen – FKK oder mit Badezeug. Außerdem Regenjacke und -hose, denn auf Sylt weiß man nie. Alles ist jederzeit möglich, und kein Wetter bleibt lange. Aber du weißt ja: Es gibt kein schlechtes Wetter, es gibt nur falsche Kleidung.
Die Wasserflasche sollte man auch nicht vergessen. „Viel trinken", hat die Fastenleiterin gesagt, um die Schlackenstoffe auszuspülen, die beim Fasten ins Blut geschwemmt werden.
Im Winterrucksack fallen Handtuch und Badezeug natürlich weg, dafür muss noch eine warme Mütze mit hinein. Das war's, mehr braucht es nicht auf der Fastenwanderung. Schließlich wollen wir Ballast abwerfen und nicht mit Sturmgepäck losmarschieren.
Es ist 9.45 Uhr, und Anja bläst zum Aufbruch. Die Gruppe von zwanzig mutigen EntdeckerInnen formiert sich und im Gänsemarsch ziehen wir in die Sylter Wiesen. Wir laufen auf grünen Pfaden abseits der Touristenroute: An Pferdekoppeln vorbei durch blühende Wiesen, auf denen ein paar Schafe stehen, am Deich entlang bis zu einem Wäldchen. Schulausflugstimmung kommt auf: 20 Leute laufen in Pärchen hintereinanderweg über die Straße und ab in den Wald, alle sind am Schnacken.
9.50 Uhr, erste Rast. So schnell? Ja, das letzte Toilettenhäuschen vor der Strandwanderstrecke ist der Grund. Fast die Hälfte der Gruppe nutzt die Gelegenheit. Klar, alle haben heute schon über einen Liter Flüssigkeit getrunken, und da will die Blase zu ihrem Recht kommen.

Wie eine Raupe bewegt sich die Gruppe über den Sylter Holzsteg hoch auf die Düne und dann: wow! Was für ein Blick. Vor uns liegt das offene Meer, der endlose Sylter Strand, Möwen, Seeschwalben, sonst ist kaum jemand zu sehen. Nur wir und die Nordseenatur.

Die Gruppe bewegt sich beeindruckt auf der anderen Seite der Düne den Steg hinunter. „Bitte den Strand nicht mit Straßenschuhen betreten" – ein solches Schild steht hier zwar nicht wirklich, aber die Fastenleiterin macht es so vor. Denn zumindest in der wärmeren Jahreszeit ist barfuß gehen am Strand ein Genuss. Es verstärkt die heilsame Wirkung des Fastenwanderns um ein Vielfaches. Nackte Füße auf Sylter Sand, das ist Fußpflege, Peeling, Reflexzonenmassage und Kneippkur in einem. Also Schuhe aus und an den Rucksack binden, dann geht's weiter. Der erste Kontakt mit dem Sand lässt Kindheitserinnerungen aufkommen: damals der Urlaub mit Mami am Meer. Das war toll! Gleich mal die Füße ins Wasser stecken – herrlich gesund fühlt sich das an.

Anja hält inne: „Ich bitte euch jetzt mal die nächsten 30 Minuten schweigend und ganz achtsam zu gehen. Öffnet eure Sinne: Schmeckt das Salz auf den Lippen, hört das Meeresrauschen. Lasst euch den Wind um die Nase wehen und spürt in eure Fußsohlen hinein. Macht die Augen auf und lasst die Nordseenatur tiefer rein. Wenn ihr beim Laufen Muscheln und andere Strandfunde entdeckt, über die ihr etwas wissen wollt, nehmt sie ruhig mit. Wir besprechen das um 10.45 Uhr bei der nächsten Trinkpause. Bitte wartet dann mit dem Weitergehen, bis alle wieder zusammengekommen sind."

Die Menschenraupe fällt auseinander. Das Feld der LäuferInnen streckt sich stillschweigend, aber zusehends. Manche bleiben zurück, weil sie Muscheln sammeln, andere, weil sie merken, dass Wandern ohne Frühstück erst mal gemeistert werden muss.

Alle sind fasziniert: vom Strand, vom Licht, von der Farbe des Meeres und heute sogar von einer Mutter-Kalb-Gruppe: Eine Schweinswalmami zieht mit ihrem Jungtier im Walschutzgebiet in fünfzehn Metern Entfernung an den Strandwandernden vorbei.
Nach einer halben Stunde trifft man sich am Strandübergang Baakdeel. Alle nehmen einen guten Schluck aus der Wasserflasche. „Viel trinken", mahnt Anja noch einmal mit Nachdruck und ergänzt: „Die Nordsee ist wie eine Wundertüte, zeigt doch mal eure Schätze. Legt die Strandfunde einfach in die Kreismitte." Austernschalen, Schwertmuscheln, Wellhornschnecken, Blasentang, Herzmuscheln, Strandkrabbenpanzer, Taschenkrebsscheren und sogar eine Pelikanfußschnecke landen auf dem Sand. Anja hat zu jedem Fund eine kleine Geschichte auf Lager.
Weiter geht die Tour. Anders als im richtigen Leben wählen wir Fastenwandernde lieber den harten Weg: Unten am Flutsaum fällt das Gehen auf dem festen Strand leichter als oben im weichen Sand. Wir erreichen die Strandsauna in Rantum um 11.30 Uhr und schauen zu, wie sich gerade einige Nackte dampfend in die Fluten stürzen. Wir sind beeindruckt. „Das wäre doch was für unseren freien Nachmittag", meint Jasmin. Die Karawane zieht weiter, über die Düne wieder inseleinwärts zum Campingplatz und von dort über den Fahrradweg zur Kaffeerösterei Rantum.
Hier erwartet uns schon die freundliche Bedienung und fragt: „Was darf es denn sein?" „Wo bitte ist die Toilette? Wir sind die angemeldete Fastengruppe." Der Kellner lächelt, deutet auf eine Tür und gibt Order in die Küche: „20 heiße Zitronenwasser bitte – ohne Zucker!"
Die kurze Rast in dem urigen Café tut gut, aber Anja rät lächelnd: „Trinkt bitte langsam aus. Dann geht es gleich weiter, der Kreislauf fährt sonst zu sehr runter, wenn wir hier länger Platz nehmen." Tatjana fragt: „Kann man eigentlich auch zu viel trinken?"

„Ich glaube nicht!“, meint Bernd. „Doch“, mischt Anja sich ein: „Mehr als fünf Liter am Tag schwemmen wichtige Mineralien aus.“

Von der Kafferösterei würden wir bei Westwind die schöne Strecke über den Rantumbeckendeich nehmen. Heute geht es wegen des Ostwindes am Dorfhotel entlang wieder Retour in Richtung Fastenhaus. Jedoch wandern wir nicht direkt an der viel befahrenen Landesstraße, sondern über einen Schleichweg, den kein Pauschaltourist kennt. Wir laufen links entlang des Rantumbeckens. Rechts liegt der Schilfgürtel des Brackwassersees. Über das Jahr ist er Brut- und Rastheimat für unzählige Vogelarten und deshalb nach dem sogenannten Ramsar-Abkommen als internationales Vogelschutzgebiet ausgewiesen. Sogar ein seltener Albatros aus der Antarktis ist hier in manchen Jahren schon zu Gast gewesen. Links breitet sich ein hochgewachsenes Wäldchen aus, das den Lärm der Landesstraße schluckt. Überall zwitschert es. Das Rauschen der Brandung, das uns auf dem Hinweg begleitete, fehlt hier. Natur. Stille.

Bis wir den Hinterhof Sylts passieren, wo, versteckt vom Wäldchen am Rantumbecken, die Insel ihr Klärwerk und die Abfallbeseitigungsanlage gebaut hat. Dort entgiftet Sylt. Der Müll wird sortiert gepresst und mit Containern ans Festland verladen. Man riecht es förmlich, dass auf den 99 Quadratkilometern Inselfläche zur Hochsaison rund 200 000 Menschen leben. Irgendwie muss deren Müll und Abwasser ja entsorgt werden. Anja sagt: „Eine Fastenkur täte auch der ganzen Insel mal gut.“ Alle lachen. Wir wandern weiter.

Es geht noch einmal durch ländliche Idylle: satte Pferdewiesen, blühender Mohn, Raps, Klee. Wir genießen jeden Schritt, und plötzlich stehen wir schon wieder vor dem Fastenhaus Werner. Was, schon fast 14 Uhr? Zwölf Kilometer Wanderung durch eine

Luft wie Champagner liegen hinter uns. „Die Schnitzel warten schon auf euch: Orangenschnitzel, Grapefruit- und Zitronenschnitzel. „Nur auslutschen, nicht aufessen – ihr seid Helden!", sagt Anja und wünscht uns eine erholsame Pause bei Leberwickel und Darmmassage.

Die Karte auf Seite 104 zeigt einen alternativen Rückweg zum Fastenhaus über den Rantumbeckendamm mit anschließender Taxifahrt, der auch gern genommen wird.

Natur Natur sein lassen
Seit 1985 hat Schleswig-Holstein einen Nationalpark: den Nationalpark Wattenmeer. Er bewahrt das Naturerbe für künftige Generationen. Der beste Schutz für Pflanzen und Tiere ist der Schutz ihres Lebensraumes. Deshalb wird im Nationalpark die Natur als Ganzes gesehen. Sie soll sich möglichst frei entwickeln, von außen ungestört.
Zugkräftiges Wattenmeer
Im Frühjahr und im Herbst begeben sich Millionen Zugvögel auf eine lange Reise. Knutts zum Beispiel überwintern in Afrika und brüten in Sibirien. Auf ihrem Zugweg fliegen sie schnell bis zu 90 Kilometer in der Stunde. Im Wattenmeer machen sie Rast, fressen bei Tag und bei Nacht, solange die Wattflächen freiliegen. Wenn sie genug Energie gespeichert haben, fliegen sie weiter - insgesamt mehrere tausend Kilometer.
Knutt-Wolken
Knutts sind gesellige Zugvögel. Im Frühjahr und im Herbst sind sie in großen Schwärmen im Wattenmeer zu sehen.
Im Rhythmus von Ebbe und Flut

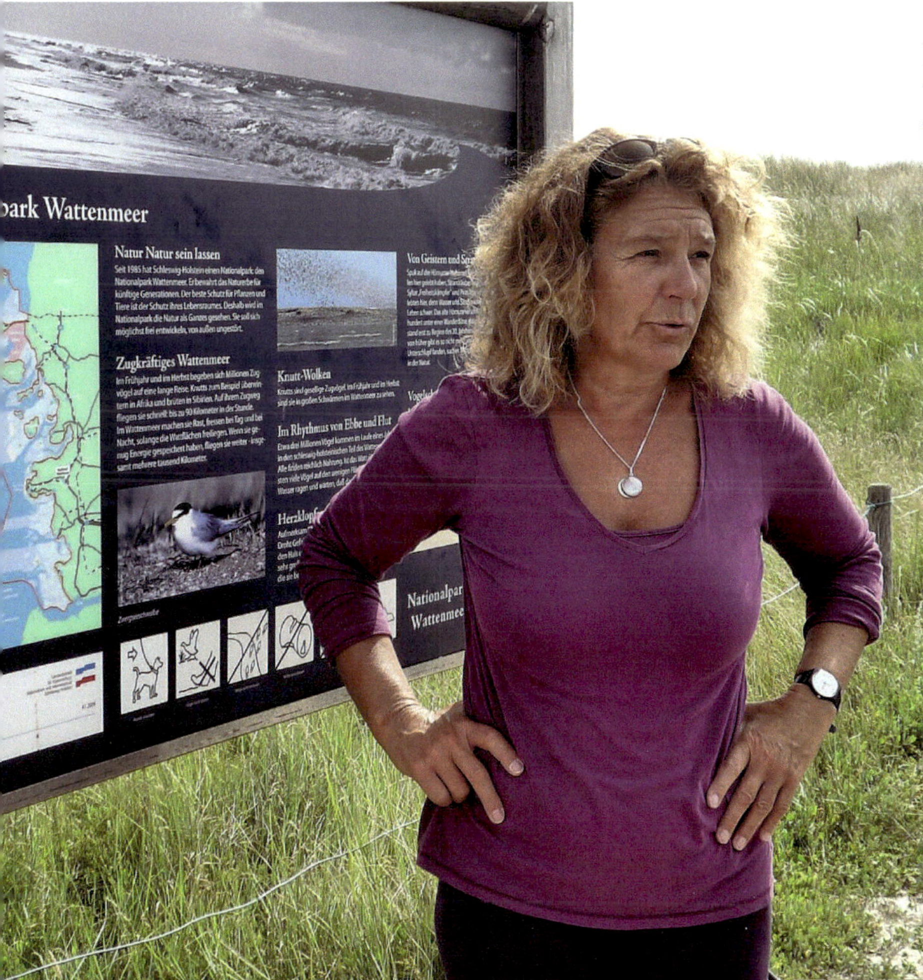

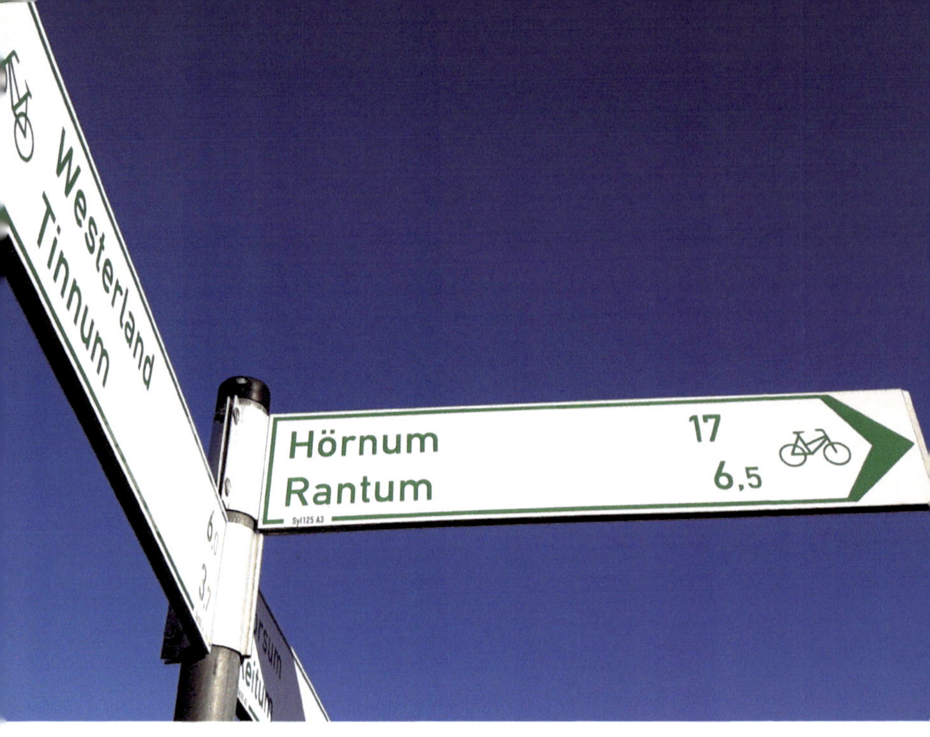

TOUR 2: HÖRNUMER WATTSEITE UND SÜDSPITZE

Vom Fastenhaus zur Südspitze sind es rund zwanzig Kilometer, also vierzig hin und zurück. Das wäre ein bisschen viel am zweiten Fastentag. Heute morgen hängen doch einige mit schwachem Kreislauf in den Seilen, denn die Hauptentgiftungsphase hat begonnen, und das Programm des „Biocomputers Kopf/Körper" ist noch nicht vollständig auf Fastenzeit eingestellt. Aber Anja beruhigt: „Die ersten zwölf Kilometer fahren wir ganz bequem mit dem Großraumtaxi." Allseitiges Aufatmen in der Gruppe.

Gleichzeitig steigt die Spannung: Es soll entlang des Nationalparks Wattenmeer zur Südspitze der Insel gehen.

Keine zehn Minuten später fahren pünktlich um 9.40 Uhr zwei Limousinen vor, und 14 von uns steigen ein. Sechs andere haben sich entschlossen, heute zu radeln, statt zu wandern. Bei Werners kann man wählen, da gibt es kein Pflichtprogramm.

Wir fahren den langen Inselhaken in Richtung Süden hinunter und passieren das schöne Straßendorf Rantum mit den vielen reetgedeckten Häusern, die sich in die Dünenlandschaft schmiegen. Nationalpark – das klingt schon etwas nach Afrika und Serengeti, und tatsächlich kommen wir jetzt auch noch an Samoa und Sansibar vorbei. Die zwei bekanntesten Strandrestaurants der Insel reizen uns Fastenwandernde jedoch so gar nicht.

Wenige Hundert Meter nach dem Promi-Lokal Sansibar halten wir bei Puan Klent – noch ein exotischer Name, der aber aus dem Friesischen kommt und „Pauls Klippe" bedeutet. Hier hat der alte Pirat Puan gewohnt, erfahren wir. Heute ist an dieser Stelle Hamburgs bekanntestes Schullandheim. Wir klettern eine hohe Düne hinauf und bestaunen von diesem „Olymp" die beiden Meere: im Osten das Wattenmeer, im Westen die Nordsee und dazwischen eine beeindruckende Dünenlandschaft in Tannengrün. Krähenbeerenheide, so weit das Auge reicht. Wir erfahren, dass auf Sylt 50 Prozent der gesamten natürlichen Heide Schleswig-Holsteins wächst und deshalb die Insel ungefähr zur Hälfte unter Naturschutz steht.

Vor dem Schullandheim fädeln wir uns auf die alte Inselbahntrasse ein. Das ist heute ein Lehmkiesweg, der für Fahrräder und Spaziergänger gedacht ist. Er führt direkt an den Salzwiesen entlang bis nach Hörnum. Fernab der Autostraße genießen wir die Stille der Wattseite. Statt des Hörsinns stehen hier beim Wandern im Schweigen wieder Nase und Auge im Vordergrund. Jetzt, Ende Juli, ist alles am Blühen: der wunderschön violette Wattflieder sowie die rosa Strandgrasnelken auf der Salzwiesenseite und die Besenheide mit den Weidenröschen rechts in den Dünen. Es ist diese spezielle Mischung aus Wattschlick-, Salzwiesen- und Heideduft, der die Luft auf dem dazwischenliegenden Wanderweg erfüllt.

Am Ende des Lehmkiesweges wechseln wir direkt auf einen Naturpfad entlang der Wattwiese. Der spezielle Geruch des

Meerstrandbeifußes dringt in die Nase, und wir gehen wieder barfuß wie auf einem Orientteppich. Der vom kurzen Andel- und Rotschwingelgras bedeckte Wattwiesenboden schwingt unter unseren Füßen. Muschelkutter ziehen in den entfernten Prielen vorbei, Stare und Regenbrachvögel huschen in Schwärmen über die Dünen, in denen sie sich an den reifen Krähenbeeren laben. Wir sind umgeben vom Weltnaturerbe Wattenmeer!

Nach fünf Kilometern plötzlich Stimmungswechsel: Aus der Stille erreichen wir einen belebten Strandabschnitt mit großen Kites, die am Himmel Pirouetten drehen. Den queren wir rasch und kommen am Budersand raus.

Hinter einem hohen Maschendrahtzaun bewegen sich Golfer über einen gemähten Parcours mitten in der Dünenheide. Nachdem wir das zu dem Links-Golfplatz gehörige Luxushotel Budersand hinter uns gelassen haben, umgibt uns endgültig wieder die Zivilisation: Der kleine Hörnumer Segelhafen mit den Jachten, Kuttern und Ausflugsschiffen ist immer von Urlaubern belebt, die noch ein Fisch- oder Krabbenbrötchen kaufen wollen. Nicht für uns, aber manchmal für Sylta und Willy, die beiden Kegelrobben, die gern im Hafenbecken Touristen um Nahrung anbetteln.

Wir steuern weiter auf das Bistro Dock 2 im Ortskern Hörnum zu. Auf dessen Terrasse bekommen wir, gemütlich in Loungemöbeln versunken, ein heißes Früchteteegetränk serviert – erstaunlich köstlich. Die Hitze des Getränkes stillt den Durst trotz warmen Wetters besser als kalte Limonade.

Gestern hat Julia noch geschwärmt: „Ich liebe das Fastenwandern, weil ich mal keine Entscheidungen treffen muss. Ich gehe einfach dahin mit, wo die Leiterin uns hinführt.“ Hier in den weichen Sesseln aber kommt es nun doch zur Entscheidungsfrage: „Wer kommt noch mit um die Südspitze, und wer will schon mit dem Bus zurück nach Westerland fahren?“, möchte Anja wissen.

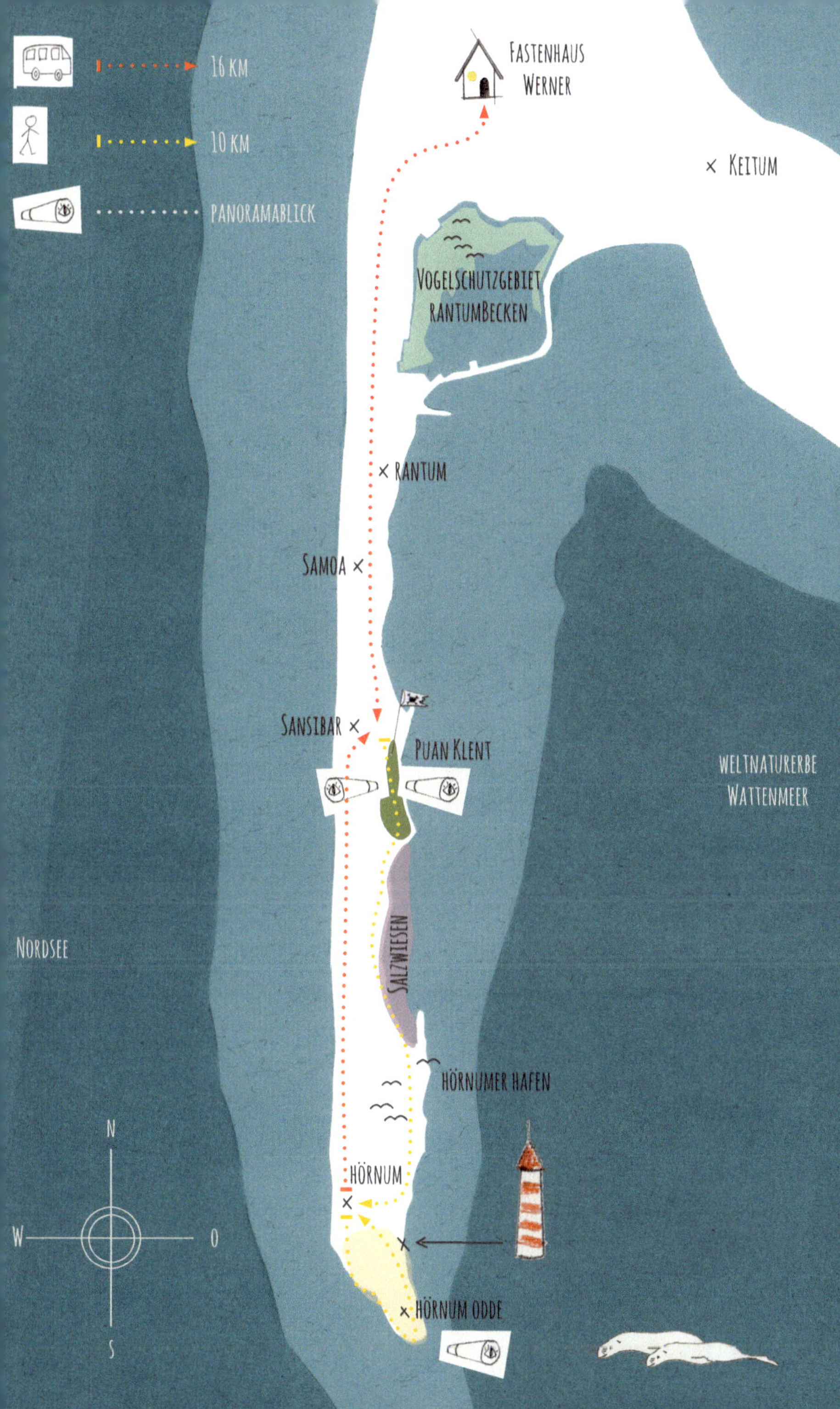

16 KM
10 KM
PANORAMABLICK
FASTENHAUS WERNER
KEITUM
VOGELSCHUTZGEBIET RANTUMBECKEN
RANTUM
SAMOA
SANSIBAR
PUAN KLENT
WELTNATURERBE WATTENMEER
SALZWIESEN
NORDSEE
HÖRNUMER HAFEN
HÖRNUM
HÖRNUM ODDE
N
W
O
S

Obwohl der Gang durch den weicheren Sand nicht ganz unbeschwerlich ist, entscheiden sich fast alle für das Erlebnis rund um das „wildeste Stückchen“ der Insel. Jeder möchte mit eigenen Augen sehen, wo Sylt untergeht.
Und tatsächlich. Diese Wanderung um das Naturschutzgebiet Hörnum Odde kann in Zukunft nicht mehr garantiert werden. Denn jeden Winter holen sich die Sturmfluten wieder einige Hundert Quadratmeter von diesem Gebiet, sodass der Spaziergang von Jahr zu Jahr kürzer wird. Jetzt im Sommer lassen sich die Wunden, die der Blanke Hans in die Landschaft gerissen hat, aber noch gut auf der Westseite bestaunen. Da liegen große Büschel von Heidesoden auf dem Strand, und die Dünen sehen aus wie mit einem Kuchenmesser abgesägt. Hier und da sind Mauerreste und Betonteile von alten Bunkern freigespült worden, die Jahrzehnte unter dem Dünensand gelegen haben. Beeindruckend sind auch die Strömungswellen an der Inselspitze, wo Nordsee- und Wattenmeerwasser in einer 20 Meter tiefen Rinne aufeinandertreffen und hohe Wellen schlagen. Baden ist hier lebensgefährlich!
Gerade mal eine Dreiviertelstunde brauchen wir noch zur Umrundung der Südspitze. „Vor zehn Jahren war das noch doppelt so weit“, meint Fastenleiterin Anja und zeigt auf die große Reihe von Betontetrapoden, die das Dorf Hörnum vor Abtrag schützen sollen. Allerdings haben diese sechs Tonnen schweren Vierfüßler Strömungswirbel erzeugt und dadurch wiederum kräftig zum Abtrag des Naturschutzgebietes beigetragen.
Von hier aus geht es zurück in den Ort, denn der Bus um 13.39 Uhr zum Fastenhaus wartet nicht.

TOUR 3: VOM FASTENHAUS NACH KAMPEN

Heute wird es ernst. Unser Ziel ist eines der schönsten Inselcafés mit dem besten Sylter Kuchen – aber wir werden am Ende der zwölf Kilometer langen Strecke standhaft sein wie immer.
Am Morgen sind Regenwolken aufgezogen, und wir wandern schon bei leichtem Niederschlag los. Das heißt aber nicht, dass jemand wirklich niedergeschlagen wäre. Alle sind gut in ihr Regenzeug verpackt und machen einen munteren Eindruck.

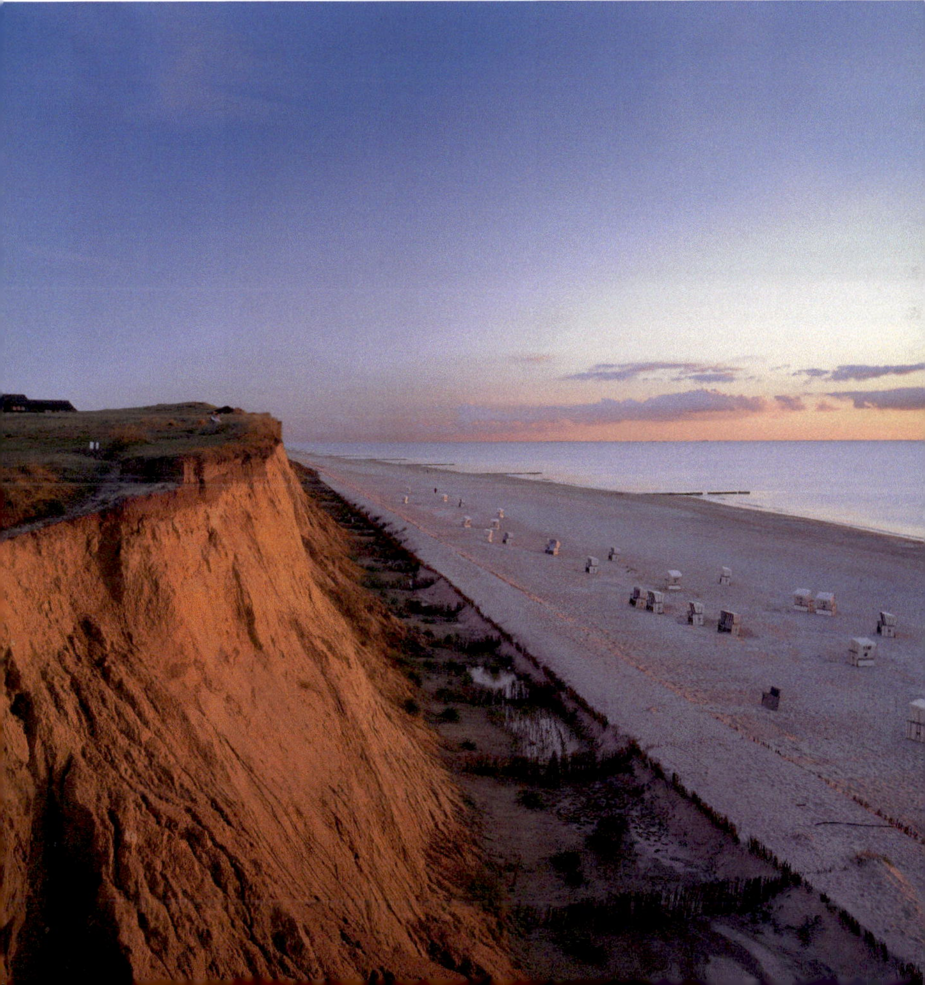

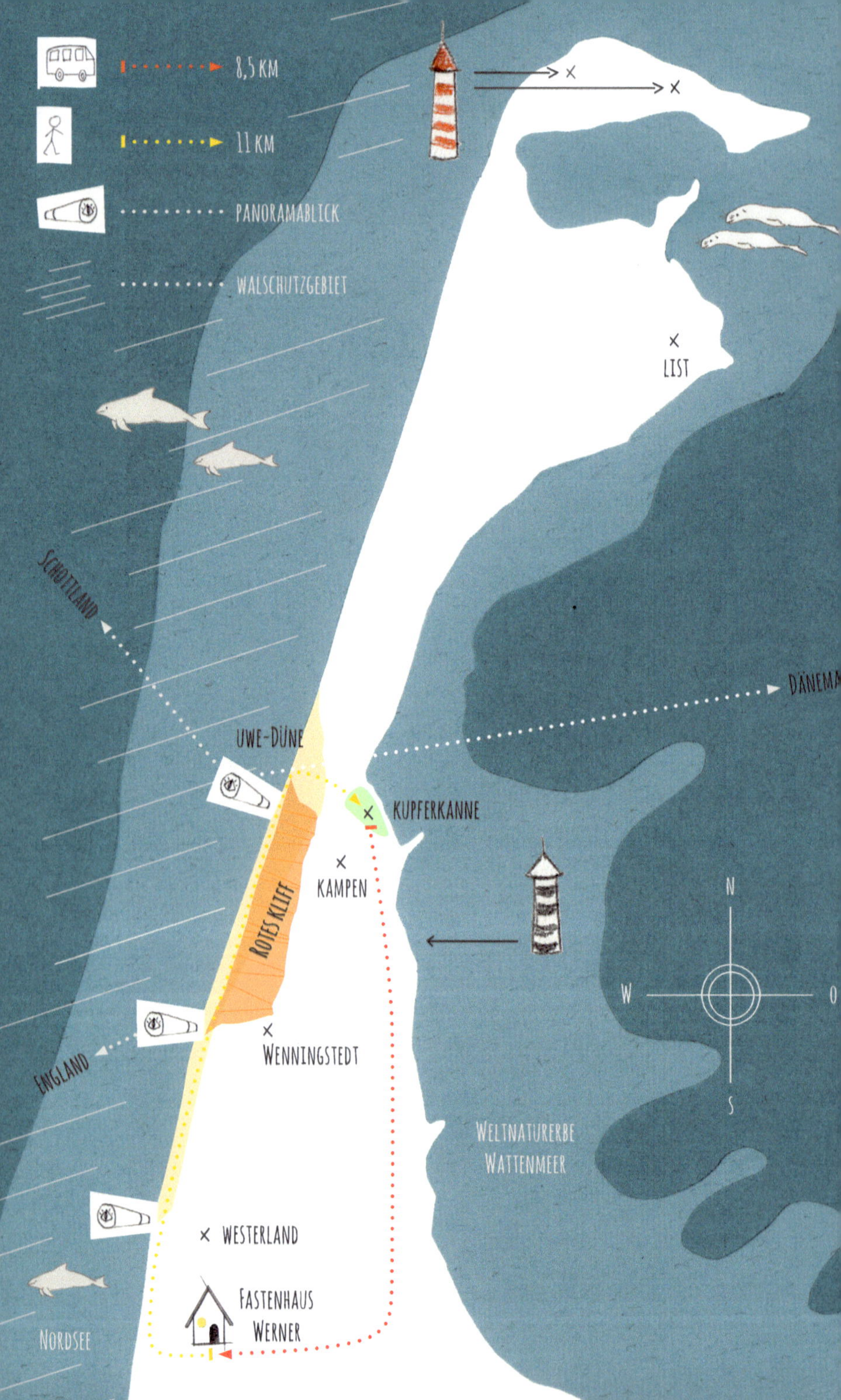
8,5 KM
11 KM
PANORAMABLICK
WALSCHUTZGEBIET
LIST
SCHOTTLAND
DÄNEMA
UWE-DÜNE
KUPFERKANNE
KAMPEN
ROTES KLIFF
N
W
O
S
WENNINGSTEDT
ENGLAND
WELTNATURERBE
WATTENMEER
WESTERLAND
FASTENHAUS
WERNER
NORDSEE

Die ersten zwei Kilometer führen uns durch die stilleren Straßen von Westerland. Hier ist noch der Charme der Gründerzeit zu entdecken: alte Ferienvillen aus der Zeit, als der Tourismus begann. Darüber ragt, von allen Punkten der Stadt aus zu sehen, der Rest von „Atlantis" hinaus. So hieß das Megaprojekt eines Baulöwen der 1970er-Jahre. Drei riesige Wohntürme à la Benidorm sollten direkt an der Promenade von Westerland entstehen. Doch gottlob machte eine starke Sylter Bürgerinitiative dem damaligen Stadtrat einen Strich durch die Rechnung. Es blieb bei der Miniversion, die heute noch zu sehen und hässlich genug ist: das Westerländer Appartementhochhaus am Strand.
Oben von der Himmelsleiter, einer Aussichtsdüne nahe des Westerländer Aquariums, haben wir einen tollen Blick über die Stadt bis hinüber zur Keitumer Kirche und auf der anderen Seite auf die offene Nordsee. Anja erklärt uns, dass hier die Ursache liegt, warum seit 1999 Deutschland nicht mehr nur Wald-Land, sondern auch Wal-Land ist. Das war nämlich das Jahr, in dem das Meer vor Sylt bis hinaus zur Zwölf-Seemeilen-Grenze zum ersten europäischen Walschutzgebiet erklärt wurde.
Grund sind die Schweinswale, die wir ja schon auf der Wanderung nach Rantum sahen. Weil sie hier ihre Jungen zur Welt bringen, hat Deutschland – und ganz besonders Sylt – die Schutzverantwortung für diese Rote-Liste-Art.
Schauer fegen über den Strand. Wir laufen auf der langen Promenade in Richtung Norden. Vorbei an den weißen Gastrozelten von Gosch, die gerade wieder für einen der Windsurfcups aufgestellt wurden. Später auf dem Strandstück zwischen Café Seenot und Wenningstedt sind wir trotz Hauptsaison fast allein zwischen all den leeren Strandkörben. Nur einige Frühsportler joggen uns entgegen. Das liegt wohl am Wetter und der morgendlichen Stunde. 10 Uhr ist ja noch keine Zeit im Urlaub.

Der Wind, der uns ins Gesicht weht, macht Anja Hoffnung, und sie ruft uns zu: „Wenn Wind bläst, besteht immer die Chance auf besseres Wetter."
Und tatsächlich, kurz vor der großen Wenningstedter Strandtreppe reißt der Himmel auf und wird blau. Alle pellen sich aus ihrem Regenzeug, denn die Sonne heizt gleich wieder auf. Befreit vom Rascheln der Plastikklamotten wandern wir nun wieder ganz fröhlich und frei durch Wenningstedt und auf dem Panoramaweg am Kliff. Auf dem Pfad nach Kampen genießen wir den erhabenen Blick über das Meer bis nach England. Das Auge bleibt nur bei besten Sichtbedingungen an den streichholzgroßen Silhouetten eines Offshorewindparks hängen, der in 60 Kilometer Entfernung ins Meer gebaut wurde.
„Gut, dass wir das Walschutzgebiet schon vor der Energiewende hatten, sonst stünden die Windspargel jetzt sicher im Wasser direkt vor der Insel", meint Anja.
Ein Hopperbagger kreuzt vor dem Strand und pumpt eine ockerfarbene Brühe ins Wasser. „Nein, das ist keine Umweltverschmutzung", erklärt Anja, „das ist die jährliche Sandvorspülung. Sylt verliert statistisch einen Meter Substanz pro Jahr entlang der Westküste. Dieser Meter wird künstlich wieder vorgespült. Deswegen bleibt die Insel da, wo sie ist."
Die Steinzeitmenschen, die vor 6000 Jahren schon auf Sylt lebten, hatten diese Möglichkeit nicht. Sie mussten tatenlos zusehen, wie das Land vom Meer weggefressen wurde. Damals lag die Westseite der Insel wohl gut fünf bis sechs Kilometer weiter draußen. Nun ist das Ende hier an der fast dreißig Meter hohen Kliffkante erreicht. Wir laufen über steinzeitlichen Geestkernboden. Überall liegen große Findlinge, die von der Saale-Eiszeit vor 120 000 Jahren abgelagert wurden. Ein grandioser Blick und ein tolles Gefühl, auf uraltem Sylter Land zu wandern.

Wir queren die Dünen am Ende des Kliffweges und besteigen den höchsten Punkt der Insel, die Uwe-Düne. Nicht alle wollen die 110 Stufen hochsteigen, aber die meisten nehmen die Herausforderung an. Die Plattform beschert uns wieder einen dieser göttlichen Sylt-Panoramablicke: Dünenlandschaft, Leuchtturm und… das teuerste Dorf der Republik. Die Reetdachvillen von Kampen sind zwischen Bäumen, Sträuchern und Gartenanlagen gut versteckt.
Nach der Uwe-Düne dann der Showdown: Fastengruppe trifft auf Whiskystraße. Wir laufen durch die Partymeile des berühmten Badeortes Kampen vorbei an Trendrestaurants, Bugattis, und Maseratis. Der Porsche gilt hier als Volkswagen der Urlauber.
Nach einem Spaziergang durch wunderschöne Villenviertel mit mächtigen Friesenwällen erreichen wir in einem Wäldchen unser Ziel: die legendäre Kupferkanne. Auf der Terrasse mit Wattblick bekommen wir einen exzellenten frisch gepressten Fruchtsaft gereicht, und alle suchen sich einen Vorwand, einmal durch das Café zu schlendern. Denn das ist sehenswert: Es wurde in eine verwinkelte Bunkeranlage hineingebaut und ist zu einem kuscheliges Labyrinth geworden, in dem es meistens von Besuchern wimmelt.
Wie schon zuvor lassen wir uns von unseren Großraumtaxen abholen. Unser Freund, der Taxifahrer, grinst: „Wie kommt es eigentlich, dass ich euch Fastengruppen immer bei den besten Kuchencafés der Insel abhole? Ich würde das nicht durchhalten.“
Unter stolzem Gelächter erreichen wir rechtzeitig zu den individuellen therapeutischen Anwendungen um 14 Uhr wieder glücklich das Fastenhaus Werner.

TOUR 4: LIST UND DER HOHE NORDEN

Heute ruft das Sylter Outback. Wir wollen hoch in den Sylter Norden, also fast bis Dänemark wandern. Allerdings kürzen wir einen Großteil der Strecke wieder ab. Taxen bringen uns über Wenningstedt und Kampen in Richtung List. Die Strecke ab Kampen entlang des Nationalparks Wattenmeer ist schon aus dem Autofenster eindrucksvoll. Immer wieder erfreuen uns wunderschöne Panoramablicke. Kurz hinter der Reetdachsiedlung Sonnenland gibt es einen Tusch im Taxi. „Soeben haben wir den 55. Breitengrad passiert", sagt Anja. „Jetzt sind wir wirklich in ‚Deutschlands echtem Norden'."

Einige merken es auch gleich an ihrem Smartphone. Das hat mal eben ins dänische Netz gewechselt und warnt jetzt vor Zusatzkosten. Aber das Handy sollen wir beim Fastenwandern ja sowieso abstellen, damit wir uns ganz für den Moment des Erlebens beim Wandern öffnen können.

An einer Abbiegung, wo eine alte Militärstraße aus Betonplatten in ein wildes Dünengebiet führt, steigen wir aus und wandern über Holzstege die mächtigen Heidedünen hoch. Auf dem oberen Plateau machen wir halt.

Als Biologe genieße ich hier natürlich den Anblick einer der schönsten Landschaften Norddeutschlands, des Wanderdünengebiets Listland. Drei mächtige Sandhaufen ziehen hier bereits seit 700 Jahren vom Seewind getrieben über die Insel und begraben alles unter sich, was im Weg liegt. Und vor 600 Jahren war das ein ganzes Dorf – denn hier liegt Alt-List unter dem Sand. Es wurde samt dem wichtigen Handelshafen einfach unter den Sandmassen, die von Westen herüberwehten, begraben.

Im Gänsemarsch bewegen wir uns weiter über den schmalen Wanderweg durch eine urtümliche Dünenlandschaft. Jetzt, An-

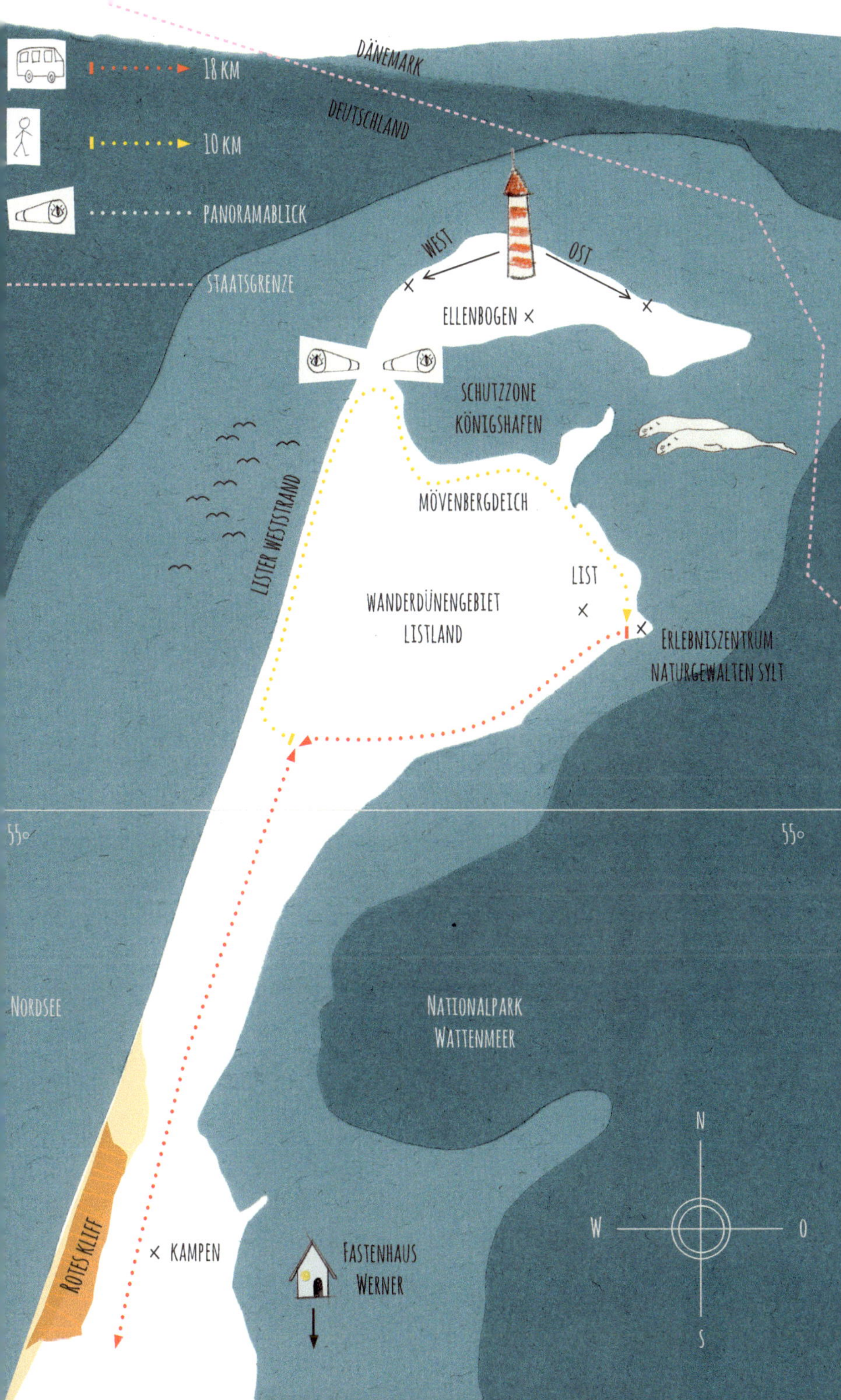
18 KM
10 KM
PANORAMABLICK
STAATSGRENZE
DÄNEMARK
DEUTSCHLAND
WEST
OST
ELLENBOGEN
SCHUTZZONE
KÖNIGSHAFEN
MÖVENBERGDEICH
LISTER WESTSTRAND
LIST
WANDERDÜNENGEBIET
LISTLAND
ERLEBNISZENTRUM
NATURGEWALTEN SYLT
55°
55°
NORDSEE
NATIONALPARK
WATTENMEER
N
W
O
S
KAMPEN
ROTES KLIFF
FASTENHAUS
WERNER

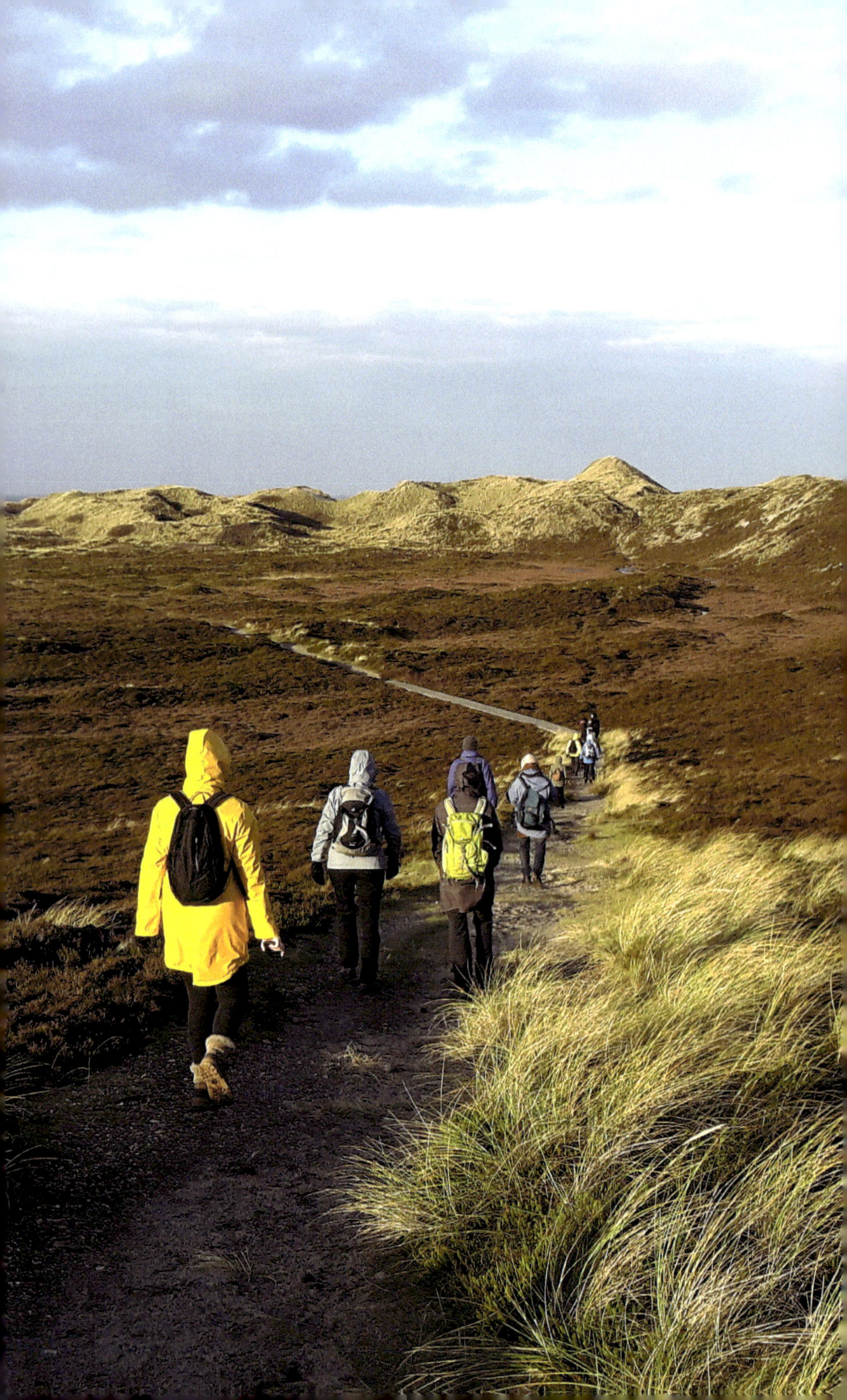

fang August, steht sie in voller Blüte. Die feuchten, anmoorigen Dünentäler sind pastellpink von der Glockenheide umrandet und geben den seltenen Kreuzkröten Deckung, die sich hier paaren. Die höheren Dünenbereiche sind in intensiv leuchtendes Magenta getaucht, weil die Blüten der Besenheide vom letzten Regenschauer noch mal richtig herausgeputzt wurden.

Deutlich erkennen wir hier jetzt auch die Zonierung der Insel: Vom Strand aus beginnt das Pflanzenkleid mit den kleinen queckenbestandenen Embryonaldünen, diese gehen in die steilen Weißdünen über, die fast nur vom Strandhafer dominiert werden. Dann wechselt das Pflanzenkleid von einem schmalen graugrünen Streifen mit Rentierflechte und Silbergras auf den Graudünen zur mächtigen braungrünen Heide auf den Braundünen. Der Schlüssel für diese vielfältige Zonierung sind die Nährstoffe, die der Wind vom Meer über die Landschaft bläst: Je weiter weg vom Meer, umso weniger Nährstoffe erreichen die Pflanzen, und dementsprechend wechseln die Arten von Nährstoffsaugern, beispielsweise dem Strandhafer, zu wahren Hungerkünstlern wie der Glockenheide.

Endlich können wir unsere Schuhe wieder ausziehen und barfuß am Strand laufen. Der breite, einsame Lister Weststrand gehört uns heute Morgen ganz allein. Nicht ganz – vor dem blauen Sylter Himmel flattern hektisch die Seeschwalben und stürzen sich wie Torpedos aus zehn Metern Höhe ins Meer. Brandseeschwalben, Küstenseeschwalben und die kleinen Zwergseeschwalben fischen um die Wette. Seeschwalben gehören zu den Langstreckenfliegern unter den Zugvögel. Sie reisen eigens aus Südafrika an, um im Wattenmeer zu brüten. Die Zwergseeschwalben leider oft ohne Erfolg, weil ungestörte Strandbiotope extrem selten geworden sind. So gibt es an der ganzen deutschen Nordseeküste nicht mehr als 250 Brutpaare.

Nach einem langen Nordseespaziergang erreichen wir das Hochplateau von List, eine Aussichtsdüne, die einen Panoramablick über das offene Meer, den Königshafen, den Ellenbogen und das Listland bietet. Kaum zu glauben, dass sich vor Jahrhunderten in der kleinen Bucht einmal Schweden und Holländer mit den Dänen eine Seeschlacht lieferten. Es geht die Sage, dass es allein Sylter Frauen waren, die die Schweden, die am Strand des Ellenbogens Schutz gesucht hatten, mit Dreschflegeln und Forken in die Flucht schlugen. Die Männer waren alle bei Spitzbergen zum Walfang und die Inselfrauen mussten sich selbst verteidigen. Dieses Selbstbewusstsein haben die Sylterinnen offenbar heute noch, wenn man Anja, Heike und so manche andere Fastenleiterin vom Fastenhaus Werner erlebt.
Entlang des Königshafens wandern wir über den Mövenbergdeich in Richtung Lister Hafen. Vorbei an Hochwasserrastplätzen seltener Wattvogelarten, schlafenden Seehunden und dem Lister Koog, in dem allerlei Gefieder Schutz sucht, wenn es mal stürmt. Am Ende des Deichweges fallen zwei außergewöhnliche Gebäude auf. Das eine sieht aus wie eine lange Buhne und beherbergt das Alfred-Wegener-Institut. Diese Forschungseinrichtung sitzt hier bereits seit über 100 Jahren. Der Königshafen ist daher sicher die am besten erforschte Wattenbucht der Welt. Zwei Häuser weiter werden die wissenschaftlichen Erkenntnisse gleich publikumswirksam übersetzt: Das blau-orange Erlebniszentrum Naturgewalten Sylt gehört zu den besten Science-Centern Schleswig-Holsteins.
Wir tauchen in das Remmidemmi von List Vegas ein, schauen uns die Souvenirstände an, genießen einen frischen Orangensaft und nehmen anschließend den Bus zurück nach Westerland. Pünktlich zu unseren Spezialanwendungen sind wir nach einer erlebnis- und lehrreichen Tour um 14 Uhr wieder zurück im Fastenhaus.

TOUR 5: ÜBER KEITUM NACH MUNKMARSCH

Woher kommen diese Leute? Eine Gruppe von zwanzig Personen läuft bei strömendem Regen durch Tinnum, hat seit sechs Tagen nichts gegessen und … ist voll gut drauf! Antwort: aus dem Fastenhaus Werner.

Tinnum gilt mit seinem Gewerbegebiet als der unattraktivste Teil Sylts, aber wir sind glücklich. Anja leitet uns auf Schleichwegen durch schöne Tinnumer Hinterhöfe. Wir laufen entlang blühender und duftender Friesenwälle auf Pfaden, die durch Pferdekoppeln und Heuwiesen führen.

Schon nach einer Viertelstunde stehen wir auf dem Ringwall der Tinnumburg und genießen den Rundumblick ins grüne Herz von Sylt. Hier ist es so ganz anders als an der Strandseite mit ihrem rauen maritimen Charme. Lieblich schwingt das Schilf im Wind, und über den Wiesen flötet und zwitschert es. Der Regen hat längst

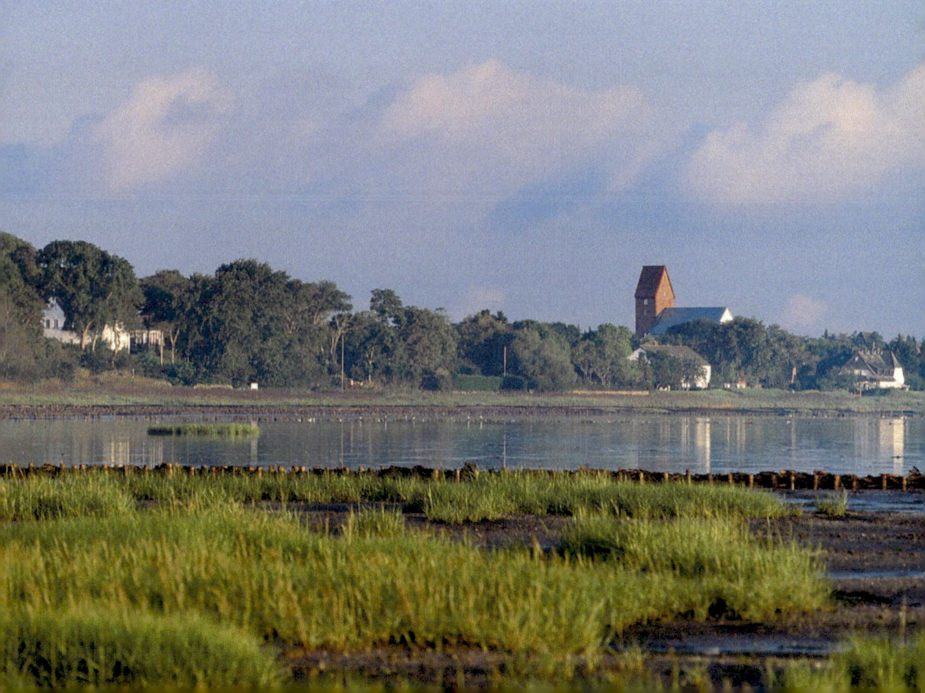

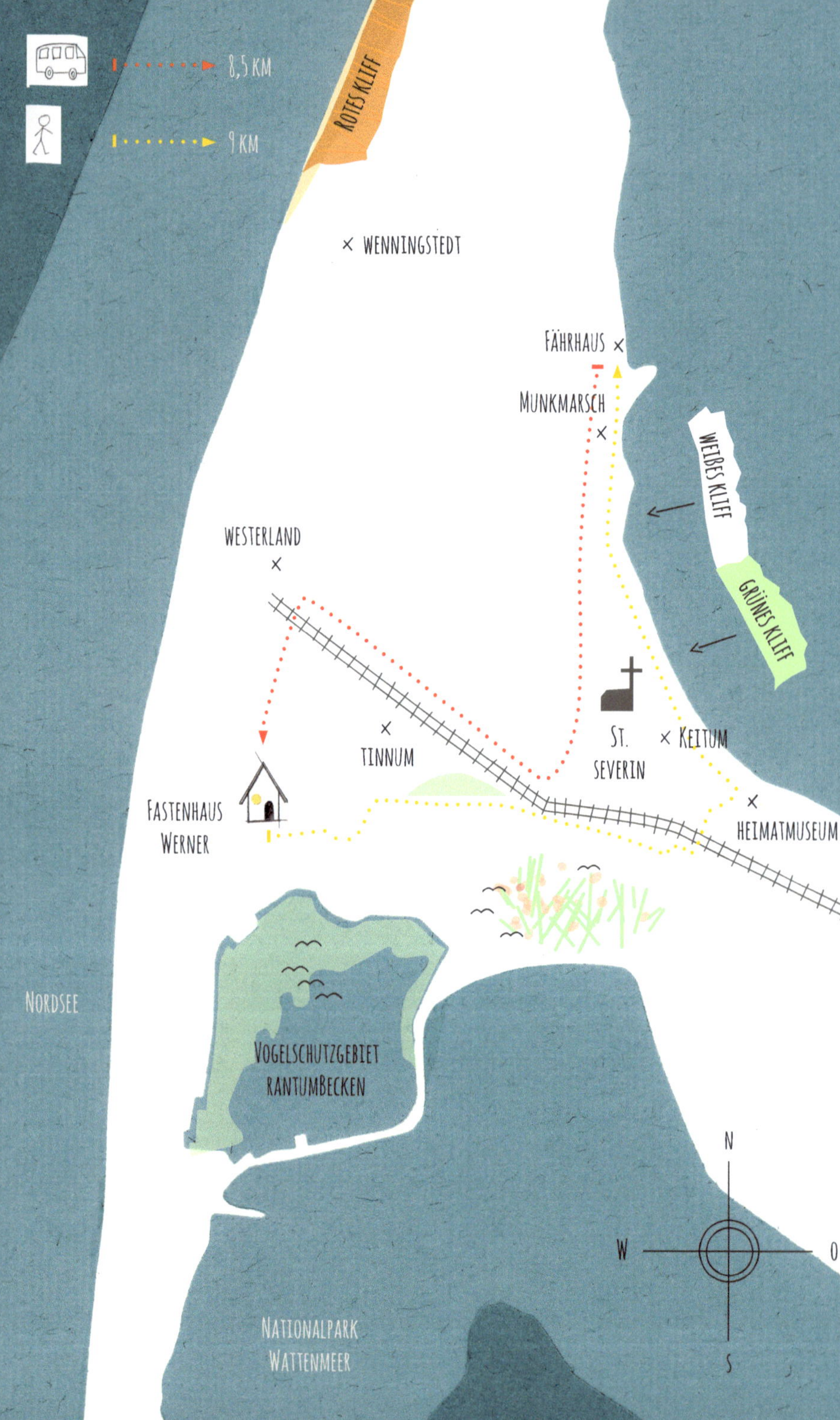
8,5 KM
9 KM
ROTES KLIFF
WENNINGSTEDT
FÄHRHAUS
MUNKMARSCH
WEIßES KLIFF
GRÜNES KLIFF
WESTERLAND
TINNUM
ST. SEVERIN
KEITUM
HEIMATMUSEUM
FASTENHAUS WERNER
NORDSEE
VOGELSCHUTZGEBIET RANTUMBECKEN
NATIONALPARK WATTENMEER
N
W
O
S

wieder aufgehört, und Anja erklärt: „Wir stehen hier auf einem Bauwerk aus der Eisenzeit, so um Christi Geburt. Es war wahrscheinlich ein religiöser Kultplatz der Sylter Ureinwohner. Später im Mittelalter sind hier im Schutz des Ringwalls wichtige Geschäfte gemacht worden, vermutlich Zoll- und Zinszahlungen." Daher die Bezeichnung Burg und der Ortsname Tinnum (von Zins). Direkt davor brennt jeden 21. Februar das Tinnumer Biikefeuer. Ein altes Ritual, das immer noch von den Friesen gefeiert wird und daher schon zum Weltkulturerbe gezählt wird.
Auf dem Wanderweg durch die bäuerliche Kulturlandschaft erfahren wir einiges über die Besiedlung Sylts. An einem großen Grashügel machen wir halt. „Der Klöwenhoog ist eines von 46 belegten steinzeitlichen Hünengräbern, die es mal auf der Insel gab. Heute sind leider nur noch acht davon übrig geblieben. Aber sie beweisen: Sylt war schon Reiseziel vor 6000 Jahren. Damals waren die Menschen der Megalithkultur aus dem Süden Europas hier gelandet und bestatteten so ihre Häuptlinge."
Entlang der Bahnschienen setzen wir den Marsch fort und erreichen Keitum. Was für ein eindrucksvolles Friesendorf! Die kleinen Gassen sind von prächtigen Häusern gesäumt, auf deren Steinwällen um diese Jahreszeit eine wahre Blütenpracht duftet. Alte Kapitänshäuser wechseln sich mit neureichen Renditeobjekten ab, die natürlich stilgerecht mit Reetdach versehen sind – aber den Unterschied zu den historischen Katen sieht man doch ganz deutlich. Das Sylter Heimatmuseum ist noch so ein Original. Vor dem Gebäude von 1759 ziert der Unterkiefer eines Finnwals den Eingang wie ein Tor. „Als der Wal 1994 vor Wenningstedt strandete, haben Lothar und die Sylt-Historikerin Silke von Bremen ihn gemeinsam mit anderen Fachleuten auseinandergeschnitten, damit die Knochen nun das Heimatmuseum schmücken können. Ich habe ihn damals vermessen", erzählt Anja: „Er war über 18 Meter lang."

Unser nächster Halt ist die historische Keitumer Kirche St. Severin. Andächtig betreten wir das kleine Kirchlein von 1216. Die angenehme Kühle des Backsteinbaus und die leicht mit Weihrauch erfüllte Luft lassen uns gleich entspannen. Wir nehmen auf den alten Holzbänken Platz und genießen die Wirkung des Kirchenschiffs. Hier haben über die Jahrhunderte unzählige Hochzeiten und Totenfeiern stattgefunden; in Bedrängnis durch Stürme, Fluten und Kriege haben sich hier die Insulaner versammelt. Anhand von Holzproben aus dem Dachstuhl wurde das Baujahr der Kirche datiert und bewiesen: St. Severin ist der älteste christliche Sakralbau Schleswig-Holsteins. Auf dem ihn umgebenden Friedhof liegen neben vielen Syltern auch bekannte Verleger und Schriftsteller wie Rudolf Augstein, Peter Suhrkamp, Boy Lornsen und Fritz J. Raddatz.

Erfrischt vom Segen St. Severins setzen wir unsere Fastenwanderung am Grünen Kliff Keitums fort. Direkt am Wattenmeer laufen wir durch die Jükersmarsch, eine breite Salzwiese, deren mächtiger Priel über eine geschwungene Holzbrücke trockenen Fußes überwunden wird.

Von hier aus sehen wir schon unser heutiges Tagesziel: das alte Fährhaus von Munkmarsch. Wie ein Gebäude aus New Orleans mutet das zum Sternehotel renovierte Fährhaus an. Im Hintergrund macht eine amerikanische Flagge diese Assoziation perfekt. Von hier aus starteten noch im 19. Jahrhundert fast alle Gäste ihren Heimweg per Fähre zum Festland. Heute sitzen wir auf der luxuriösen Sonnenterrasse, beobachten die Segelboote und Windsurfer und bekommen einen Gemüsesaft vom Feinsten serviert. Wir haben ihn uns verdient!

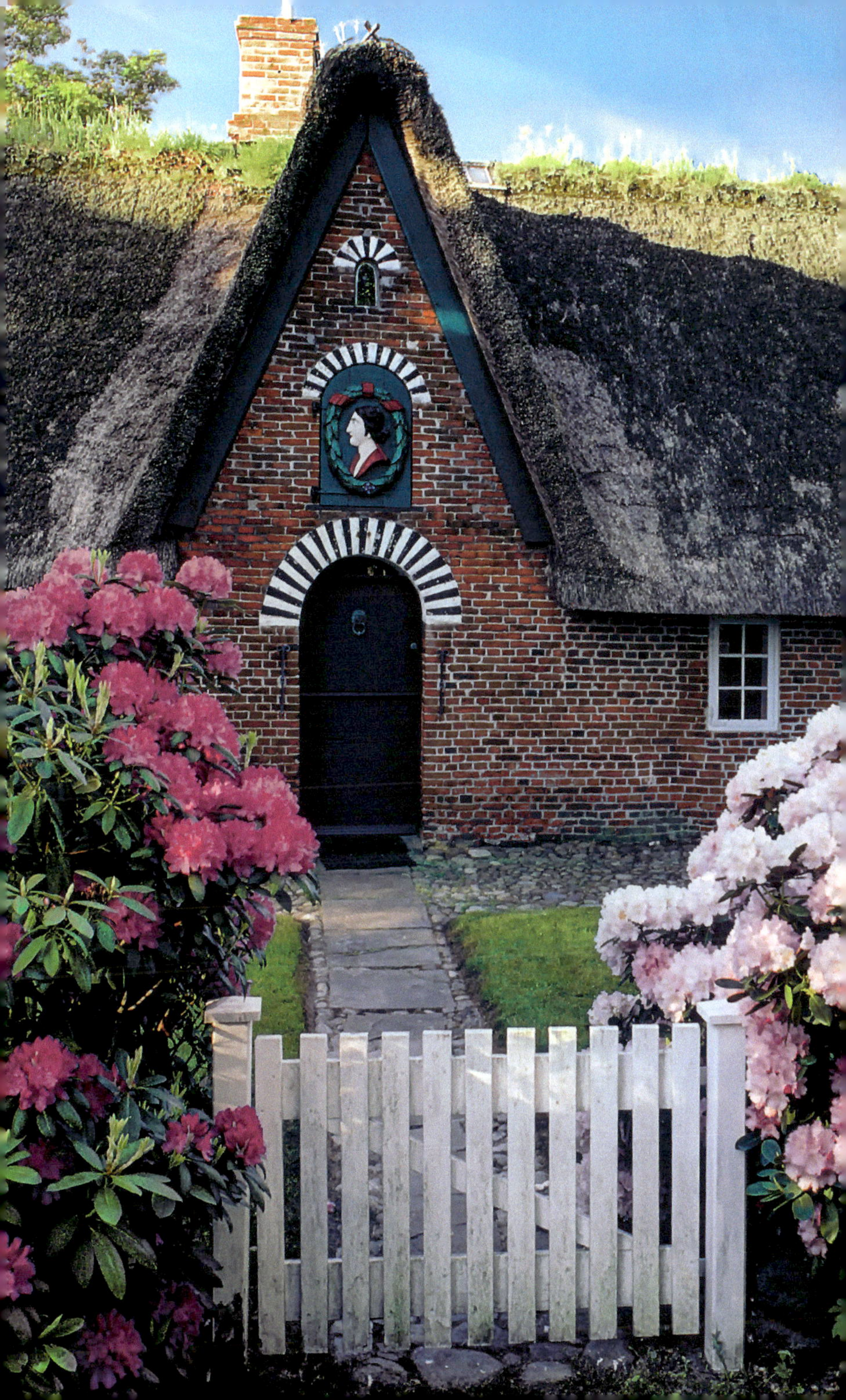

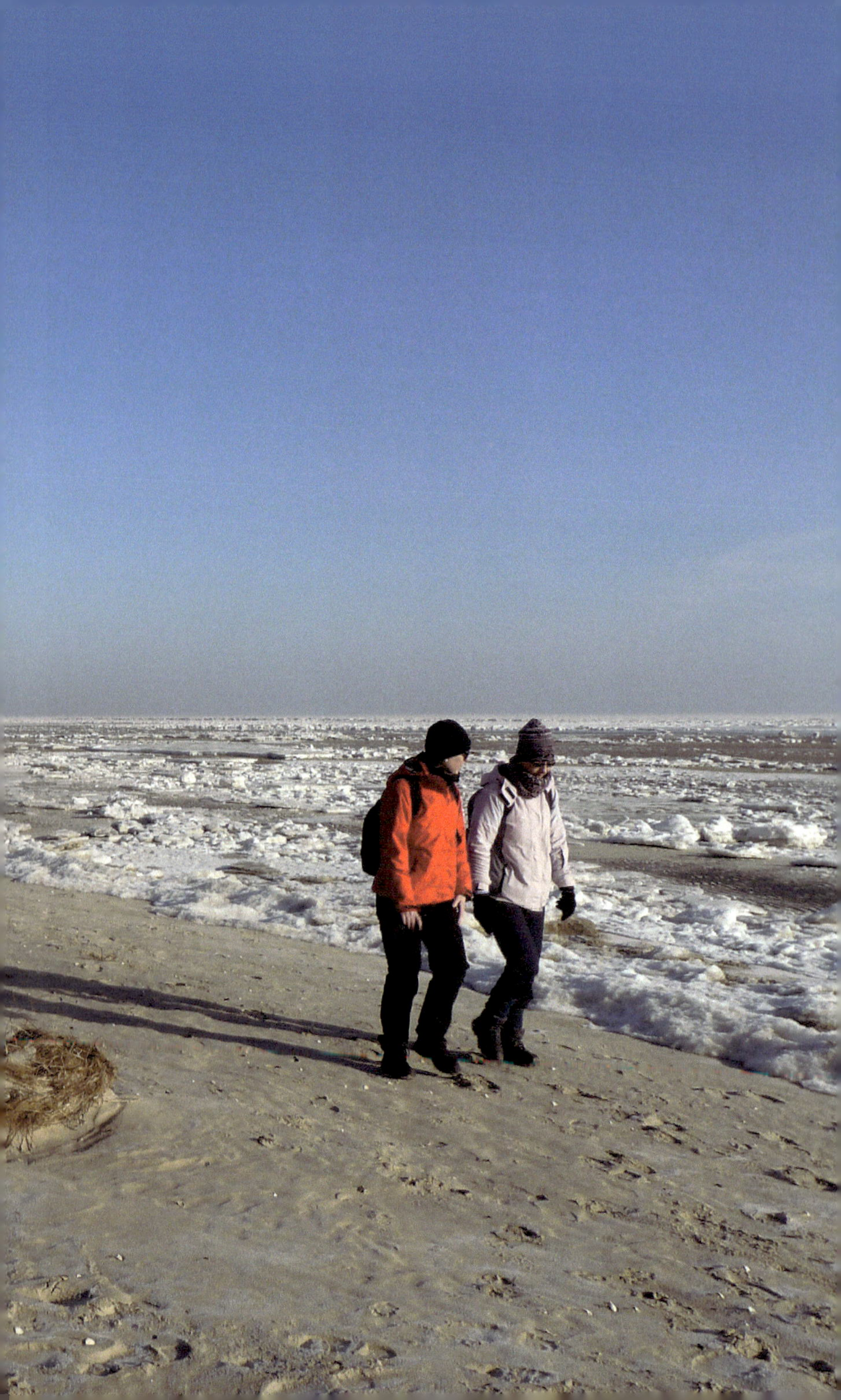

„Wunderschöne Landschaften ..."

„Das Wandern und Fasten tat mir so gut, dass ich das gerne noch einmal machen würde. Dank Eurer super Betreuung mit einem ‚Rundum-sorglos-Paket' war es wieder eine wunderbare Woche. Diese Kombination aus Wandern und Fasten ist für mich der erholsamste Urlaub, den ich mir vorstellen kann. Und ich habe keine Arthrosebeschwerden mehr in meinem Knie!"

Barbara

„Erfolgreich wandern: Wunderschöne Landschaften und Erzählungen rund um die Insel machten jeden Tag zu etwas Besonderem. Ich war Ende der Woche so motiviert, dass ich zu Hause locker eine Woche Fasten angehängt habe."

Stefan

Liebes Team vom Fastenhaus Werner auf Sylt, nun bin ich wieder zu Hause und hoffe, einiges aus der letzten Woche in den Alltag integrieren zu können: Ruhe, Achtsamkeit, für mich da zu sein. Ich habe mich während meiner ersten Fastenerfahrung sehr wohl und sehr gut begleitet gefühlt! Dazu lernt man die Insel durch das Wandern und die vielen Anekdoten und Infos von Jutta nebenbei ganz automatisch so gut kennen, wie in sonst keinem Urlaub. Vielen lieben Dank auch dafür, dass man durchweg das Gefühl hatte, man muss nichts, aber ist stets willkommen. Die Begeisterung hält an!

Maren

Das Schweigen beim Wandern

Loslassen ist ein wesentliches Element beim Fasten. Wir wollen unsere kleinen Alltagssüchte loslassen, Gifte loslassen, Pfunde loslassen, Zipperlein loslassen – aber wer ist bereit, auch seine Gedanken loszulassen? Dabei wäre das eine wichtige Voraussetzung für den Erfolg auf der körperlichen Ebene. Körper, Geist und Seele gehören zusammen. Wer beim Wandern pausenlos seine ganze Energie verplappert, kommt daher auf tiefer Ebene nicht zur Ruhe. Hier und jetzt beim Wandern ganz dabei zu sein hilft enorm, um aus dem inneren Hamsterrad auszusteigen. Jeden Schritt in diesem Augenblick bewusst wahrnehmen, die Umgebung wirklich mit allen Sinnen aufsaugen – das funktioniert nur im Schweigen.

Mit Schweigen ist jedoch nicht nur gemeint, den Mund zu halten, sondern eben auch innerlich loszulassen. Einen Abstand zum Strom der Gedanken einzunehmen und ihn einfach im Hintergrund weiterplätschern zu lassen, während die Sinne ganz ins Spüren gehen: die frische Luft auf der Haut, das Salz auf der Zunge, das Möwengeschrei und Brandungsrauschen im Ohr.

Der Weg ist das Ziel! Im gegenwärtigen Moment präsent sein, statt über später, morgen, übermorgen nachzudenken – das ist meditatives Fastenwandern. Das ist jedoch auch eine Kunst, die es zu üben gilt. Darum gehört im Fastenhaus Werner das Schweigen für eine halbe Stunde der Strecke stets zum Wandern dazu. Spüre nach, wie gut das tut, wie bereichernd das ist, und setze die Übung zu Hause fort, wann immer du einen Spaziergang machst.

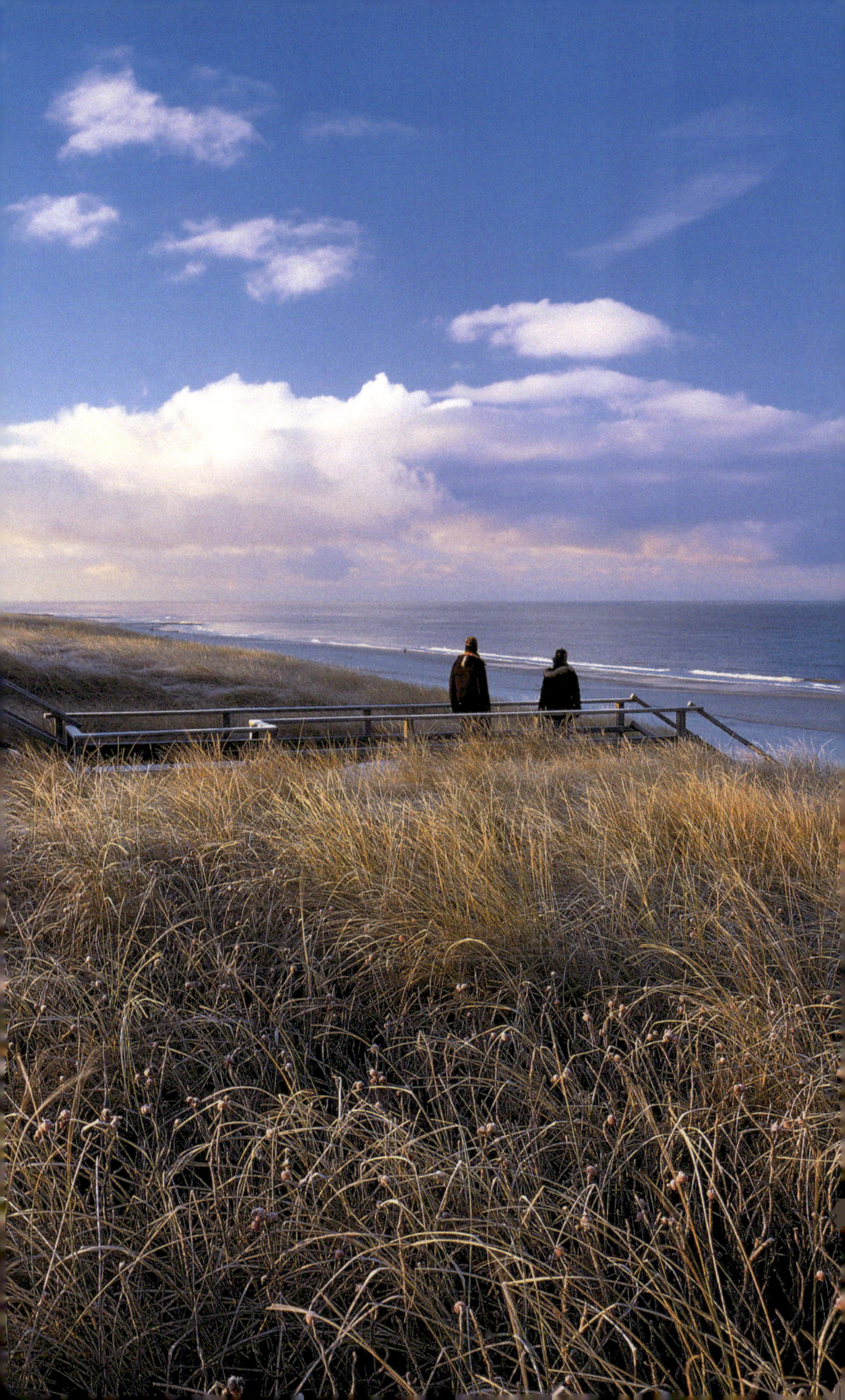

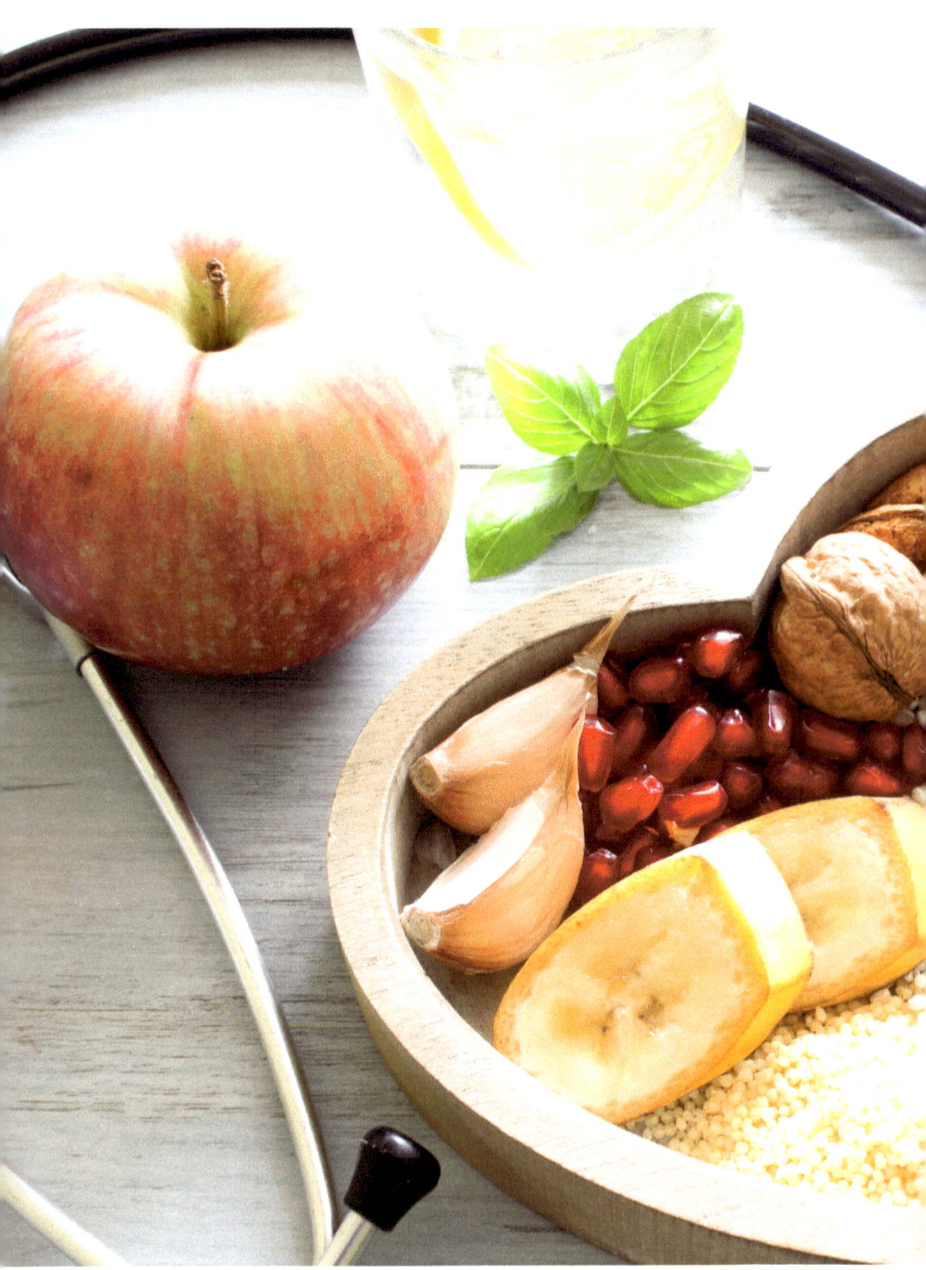

GESUNDHEIT

Die Kombination aus Fasten und Bewegung an der frischen Luft ist eine hervorragende Gesundheitsvorsorge und unterstützt die Heilung vieler Krankheiten.

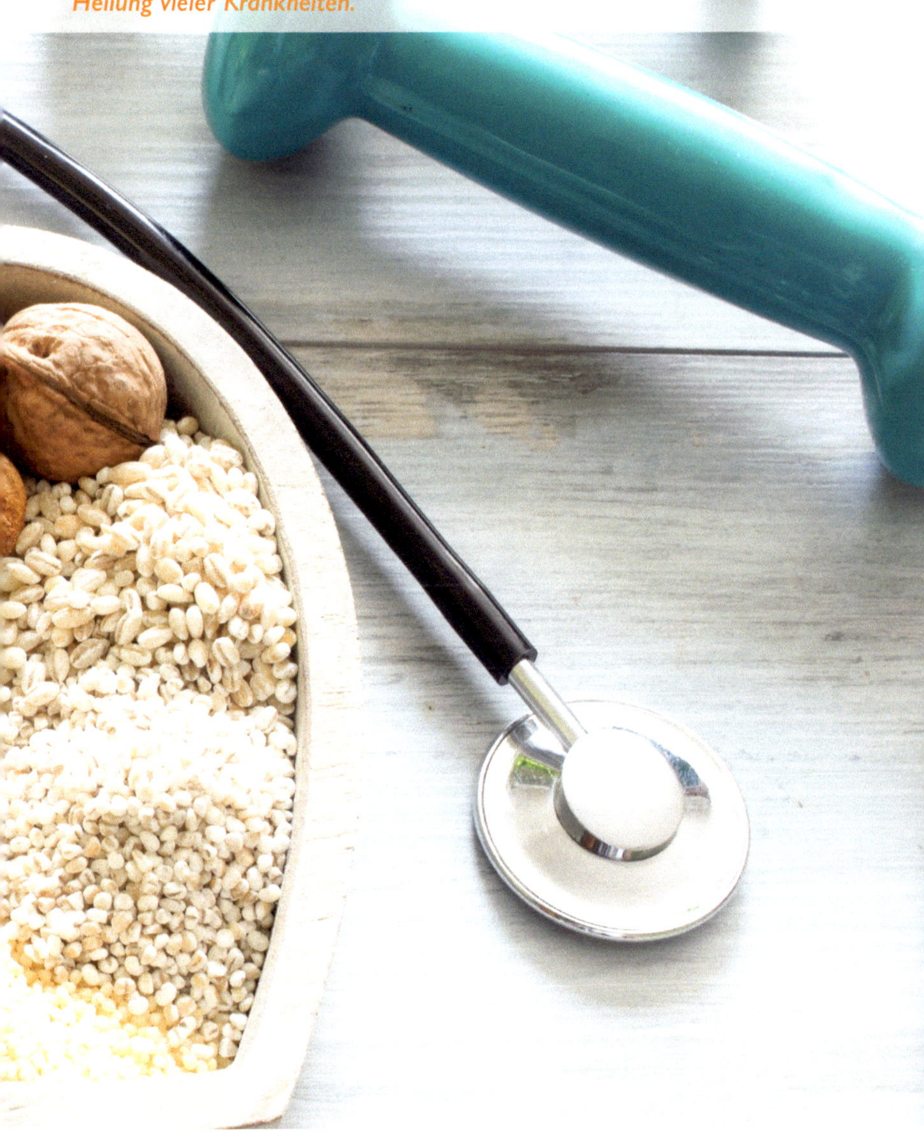

Fastenwandern in der Wissenschaft

Die Zeiten, in denen Fasten von Wissenschaft und Medizin mit Skepsis betrachtet wurde, sind lange vorbei. Heute wissen Wissenschaftler und Ärzte um die heilenden Kräfte von Fasten und Bewegung. Viele wissenschaftliche Studien und Untersuchungen belegen dies.

So zeigt etwa eine Studie der Johns Hopkins University in den USA, dass Fasten die Reparaturfähigkeit des Körpers verbessert. Schäden an der Erbsubstanz, die Ursachen vieler Krankheiten sind, werden schneller behoben. Blutdruck kann nach Meinung des US-Naturheilkundlers Alan Goldhamer durch Fasten so stark reduziert werden wie durch zwei bis drei senkende Medikamente. Immunologen der US-Universität Yale stellten fest, dass Bakterien bei Fastenden vom Immunsystem effizienter bekämpft werden.

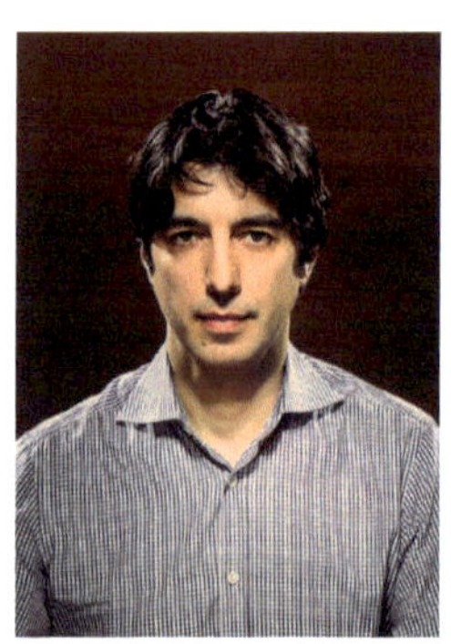

Der berühmte amerikanische Gerontologe Prof. Dr. Valter Longo (Foto links; „Iss dich jung. Wissenschaftlich erprobte Ernährung für ein gesundes und langes Leben“) zeigte in Experimenten an Bakterien, Hefe, Würmern und Nagern, dass Fasten die Lebenszeit verlängert und Krankheiten wie Rheuma und Demenz vorbeugt. Der Biochemiker plädiert in dem Magazin „Spiegel Wissen – Gesund durch Fasten“ für „wenige Fastentage, immer mal wieder“.

Bei Krebspatienten scheint kurzzeitiges Fasten die gesunden Zellen robuster gegen die Auswirkungen der notwendigen Therapien zu machen, so eine Untersuchung der Berliner Charité.

Eine Studie des Kompetenzzentrums Naturheilverfahren des Universitätsklinikums Jena kommt zu dem Ergebnis, dass sich degenerativ bedingte Gelenkschmerzen durch Heilfasten wirksam vermindern lassen. Ärztlich kontrolliertes „Saftfasten“ reduziert demnach schon nach 15 Tagen die Schmerzen in den Gelenken deutlich, die Gelenkfunktion verbessert sich und das Wohlbefinden der Patienten wird gesteigert.

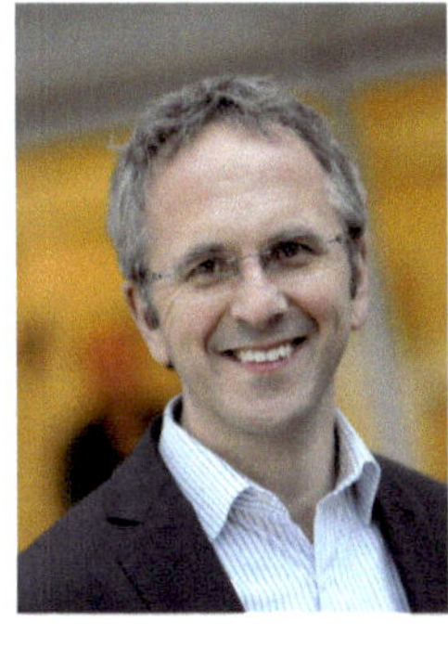

Prof. Dr. Andreas Michalsen vom Immanuel Krankenhaus Berlin (Foto links; „Heilen mit der Kraft der Natur“) untersuchte Fasten als eine Methode zur Stimmungsverbesserung bei chronischen Schmerzen und stellte fest, dass medizinisch betreutes Fasten über einen Zeitraum von sieben bis 21 Tagen wirksam bei der Behandlung von rheumatischen Erkrankungen und chronischem Schmerzsyndrom eingesetzt werden kann.

Fasten und Wandern als kombiniertes Angebot bietet besonders große gesundheitliche Vorteile. Eine Präventionsstudie des Sportwissenschaftlers Prof. Dr. Kuno Hottenrott von der Martin-Luther-Universität Halle-Wittenberg und dem ILUG-Institut in Zusammenarbeit mit der Deutschen Fastenakademie belegt, dass ein kombiniertes und standardisiertes Fastenprogramm mit Gesundheitstraining eine nachhaltig wirksame Strategie im Rahmen des Stressmanagements sein kann.

Dutzende von wissenschaftlichen Fastenstudien zeigen die Wirkung des Fastens. Positive Effekte sind besonders zu beobachten bei rheumatischen Erkrankungen, Bluthochdruck, vielen chronischen Erkrankungen, insbesondere der koronaren Krankheiten, neurogenerativen Erkrankungen, Parkinson und Demenz sowie Diabetes und einer Vielzahl von Krebserkrankungen. Bei Chemotherapien können unter Umständen sowohl die Nebenwirkungen reduziert als auch die Ansprechbarkeit auf die Chemotherapie erhöht werden. Positive Wirkungen zeigt das Fasten beziehungsweise Fastenwandern unter anderem auch bei chronischen Verdauungsstörungen und Migräne.

Viele Studien zum Wandern belegen ebenso die Gesundheitsförderung durch Bewegung. Eine der wichtigsten Untersuchungen dazu wurde bereits im Jahre 1963 abgeschlossen. Die sogenannte Postboten-Studie untersuchte die Biografien von 2240 Männern, die in der Zeit von 1906 bis 1940 entweder als Postboten oder als Postschalterbeamte gearbeitet hatten. Beide Gruppen waren anfangs vergleichbar in Gesundheitszustand, Körpergewicht und -größe und gehörten der gleichen sozialen Schicht an. In der Gruppe derer, die mindestens 20 Jahre am Schalter gesessen hatten, traten dreimal so viele Todesfälle durch Herzinfarkt auf wie in der Gruppe der Postboten, die mindestens 20 Jahre von Haus zu Haus gegangen waren. Postboten, die ihren Arbeitsplatz vom Außendienst auf den Innendienst verlegten, hatten nach fünf Jahren das gleiche Infarktrisiko wie die Schalterbeamten.

Vor diesem wissenschaftlichen Hintergrund braucht jeder Mensch: Fasten und Wandern.

INTENSIVE GESUNDHEITSFÖRDERUNG – Dr. med. Günter Kirschke über die Effekte des Fastens

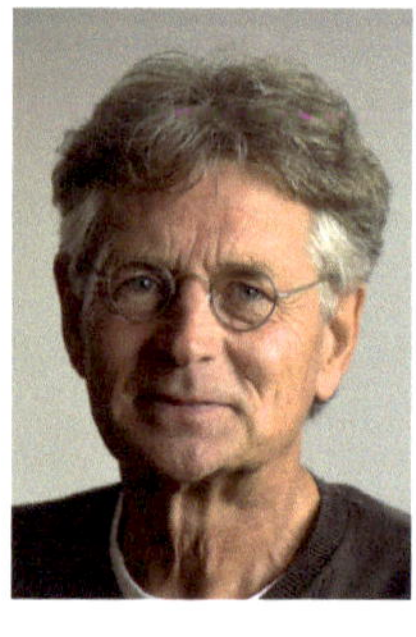

Als Arzt für Allgemeinmedizin und Naturheilverfahren betreue ich seit über 25 Jahren auch Patienten, die zum Fasten nach Sylt kommen. Ich freue mich immer wieder über die gesundheitlichen Fortschritte, die ich dabei feststellen kann. Viele Patienten kommen wegen der Gewichtsabnahme, der Besserung von Bluthochdruck oder Altersdiabetes.

Sie möchten gern ihre Medikamente verringern oder haben Probleme mit Stress, Kopfschmerzen, Migräne, Gelenkbeschwerden oder erhöhter Infektanfälligkeit. Die Liste der Erkrankungen, die sich durch Fasten bessern oder sogar heilen lassen, ist lang.
In den ersten Tagen muss sich der Körper von der „äußeren" Verdauung auf die „innere" Verdauung umstellen. Das bedeutet, dass die Verdauung zur Energiegewinnung am ersten Fastentag zunächst Kohlenhydrate (Zucker) abbaut, um später auf körpereigene Proteine (Eiweiße) zurückzugreifen. Da diese Eiweiße zum Teil in den Gefäßwänden abgelagert sind, führt deren Abbau zu einer deutlichen Verbesserung des Blutflusses, und zwar von den kleinsten bis zu den großen Blutgefäßen.
Negative gesundheitliche Beeinträchtigungen, die durch das Speichern von Eiweiß entstanden sind, können mittels Fasten wieder rückgängig gemacht werden. Nach dem Eiweißabbau beginnt beim Fasten die Auflösung der körpereigenen Lipide (Fette), um Energie zu gewinnen. Dabei setzen sich abgelagerte fettlösliche Schadstoffe wieder in Bewegung und werden ausgeschieden. Diese Prozesse sind sehr tief greifend und führen zu intensiven Reinigungseffekten im Körper. Sie erklären auch, warum sich so viele ganz unterschiedliche Erkrankungen durch das Fasten positiv beeinflussen lassen.
In meinen Augen ist das Fasten daher eine der intensivsten Methoden zur Förderung der Gesundheit. Kombiniert man es mit Bewegung, wie beim Fastenwandern, und noch dazu mit so günstigen Klimaeinflüssen, wie sie zum Beispiel auf der Insel Sylt herrschen, so erhält man optimale Bedingungen für einen lang anhaltenden Erfolg bei der Behandlung von Krankheiten und in der Gesundheitsvorsorge.

„Meine Arthrose verschwand ..."

„Zum dritten Mal habe ich im Fastenhaus Werner drei Wochen verbracht. Meine Erfahrung war stets die gleiche: Meine Arthrose verschwand! Nach einem halben Jahr meldete sie sich zwar wieder, aber in gemäßigter Form. Meine Orthopädin bestätigte mir, dass diese Methode schon lange als probates Mittel anerkannt ist. Die Unterstützung hier bei Werners mit Wanderungen, gut ausgebildeten Therapeutinnen und freundlicher Atmosphäre macht ein Gelingen leicht."
Barbara

„Vielleicht erinnerst Du Dich, dass ich vor dem Fasten fast mein ganzes Leben beinahe täglich Kopfschmerzen und Migräne hatte. Die Zeiten sind vorbei; seit Juni bin ich frei von Kopfschmerzen!! Hurra!"
Angelika

„Es ist nicht zu fassen, dass ich bis heute keine Plage mit dem lästigen Heuschnupfen habe! Ich bin gespannt, wie lange das anhalten wird!"
Sonja

„Meine Harnsäurewerte sind erheblich zurückgegangen und damit auch die häufigen Gichtanfälle. Außerdem ist mein Stoffwechsel so angeregt, dass ich immer noch 10–11 kg weniger habe."
Monika

„Mein Internist bestätigte mir Ende Oktober die besten Blut- und Cholesterinwerte der letzten 10 Jahre, und das alles ohne Tabletten. Auch mein um 5 kg reduziertes Gewicht habe ich halten können."
Frank

„Alle meine damaligen Zipperlein wie Glieder- und Gelenkschmerzen sind verschwunden und ich habe die Hoffnung, dass die Wirkung anhält."
Karin

„Ich achte auf den Säure-Basen-Ausgleich, und seit dem Fasten bei Euch habe ich überhaupt keine Magenprobleme mehr, nachdem ich vorher 2 Magenspiegelungen und Triple-Therapie hatte und jahrelang Tabletten geschluckt habe."
Rotraud

„Peters Langzeitzuckerwert ist so gut wie nie, und meine Cholesterinwerte sind auch so gut, dass ich die gefürchteten Medikamente nicht nehmen muss."
Traute und Peter

„Ich habe seit dem Fasten bei Euch keine Migräne mehr, d. h. in 14 Tagen bin ich definitiv 1/2 Jahr migränefrei!!!"
Kornelia

Und Ulla Werners schönste Rückmeldung von einem Fastengast war eine Weihnachtskarte mit einem Babyfoto und diesem Text:
„Liebe Ulla, vielleicht erinnerst Du Dich an unser Gespräch im Bus, als meine Mutter und ich im Januar bei Euch gefastet haben. Du hast erzählt, dass viele Frauen, die sich ein Kind wünschen und es nicht klappen will, häufig nach dem Fasten schwanger werden können. Und Du hattest recht. Am 2. Oktober wurde mein Sohn Timo Phillip geboren! Vielen lieben Dank für die schöne, in jeder Hinsicht erfolgreiche Fastenwoche. Liebe Grüße, Antje"

Ein Verdauungsmärchen

Vor langer Zeit brachte mir ein Gast den folgenden Text von einem leider unbekannten Autor mit, der auf unterhaltsame und lustige Weise zeigt, was ungesunde Ernährung in unserem Verdauungstrakt so alles anrichtet. Seitdem lese ich ihn in jeder Fastengruppe vor, um die Teilnehmenden schmunzelnd zum Nachdenken über die unmittelbaren Folgen ihrer Essgewohnheiten anzuregen. Diesen kleinen Denkanstoß für dein nächstes Frühstück möchte ich auch dir nicht vorenthalten:

Wachet auf, ihr inneren Organe, das Frühstück kommt!
Das Auge nimmt es zuerst wahr. Auf dem Frühstücksbrettchen liegen zwei Scheiben Weizentoastbrot, dessen helles Auszugsmehl von der Hitze des Toasters gebräunt wurde.
Die Hand ergreift das Messer und bestreicht die noch fast heißen Scheiben mit der minderwertigen Halbfettmargarine, die zu fast 50 Prozent aus gehärtetem Fett besteht. Während sich das Fett den Weg durch die noch immer warmen Brotporen sucht, um dann kleine Fettflecken auf dem Holzbrett zu hinterlassen, schwingt sich bereits die stark zucker- und schwach fruchthaltige Marmelade auf das glitschige, fette Toastbrot.
Nun führt die Hand das Brot zum Mund, und die linke Ecke des Toastbrotes verschwindet zwischen den 26 noch verbliebenen, teils überkronten und wurzelbehandelten Zähnen, um von ihnen, so gut es noch geht, zerkleinert zu werden.
Das Auge erblickt die Uhr und Eile beim Kauen ist geboten, denn vor der Arbeit müssen schließlich noch die Betten gemacht werden, die Wäsche muss aufgehängt werden und, und, und.
Die fast unzerkauten Brocken, die keine Chance hatten, von der Speicheldrüse mit den ersten wichtigen Enzymen und Alpha-

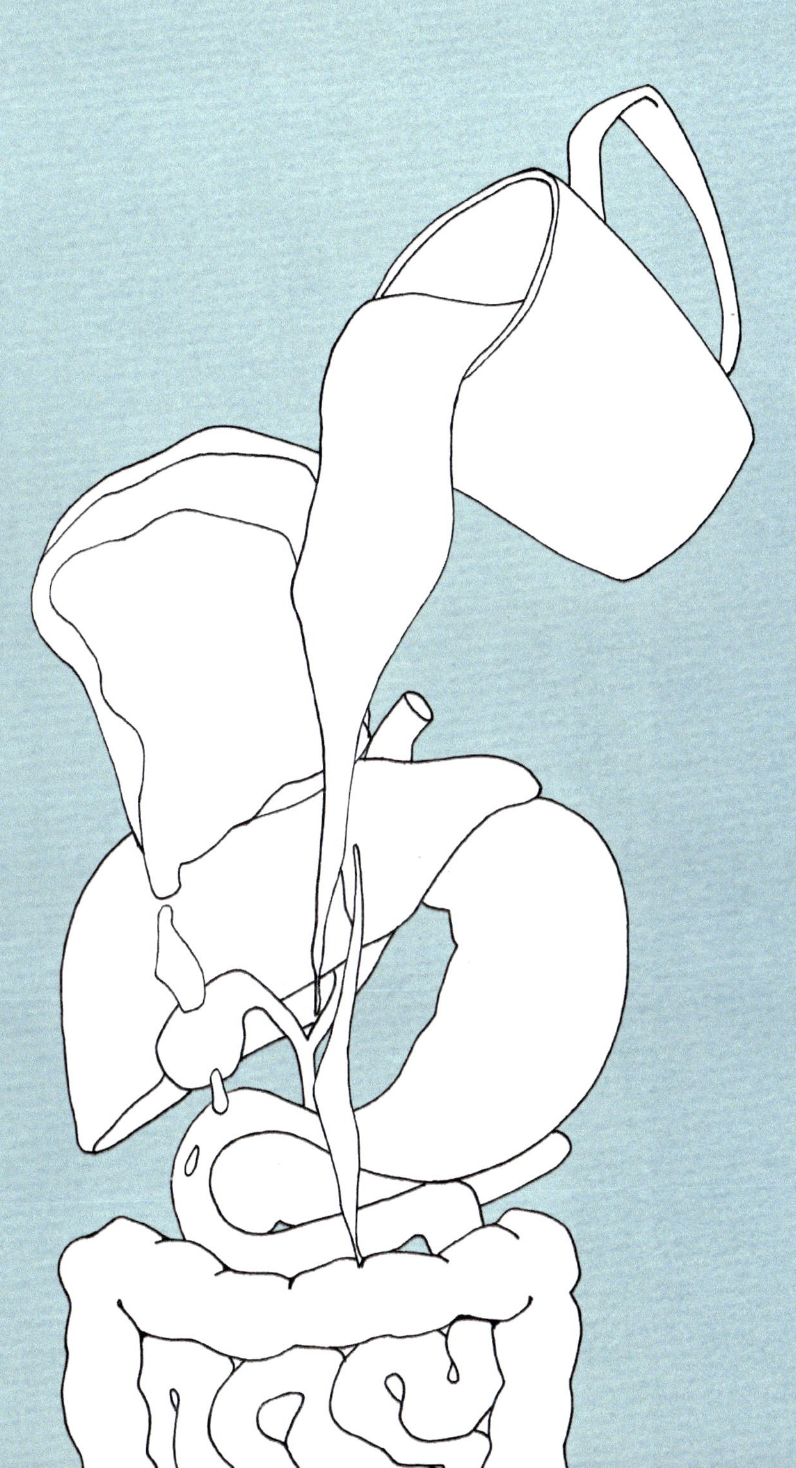

amylasen versetzt zu werden, stürzen die Speiseröhre hinab und wecken mit einem Ruck den Magen. Entsetzt starrt dieser auf die riesigen Stücke und beginnt sofort mit seiner unermüdlichen Arbeit. Zunächst weckt er die Bauchspeicheldrüse: „He, aufwachen, du bekommst jede Menge Arbeit. Das Toastbrot ist wieder an den Speicheldrüsen vorbeigesaust wie jeden Morgen. Komm, fang an!" „Toastbrot", sagt die Bauchspeicheldrüse und weckt die Leber auf. Müde reckt sich die Leber. „Was muss ich denn nun schon wieder tun?"

„Die Konservierungsstoffe vom Toastbrot musst du aufnehmen."

„Nö", sagt die Leber trotzig, „ich hab noch genug von der halben Flasche Wein und der Tüte Chips von gestern Abend. Was meinst du, wie viel Chemie in den Chips war, das musste ich alles verarbeiten. Der Wein hat mich dann fertig gemacht. Und jetzt schon wieder Toastbrot."

„Maul nicht rum, wir haben bei dieser ungesunden Ernährung ja alle viel zu tun, und wenn wir zusammenhalten, dann schaffen wir es zumindest so lange, bis die Galle mit Steinen schmeißt."

Und schon fängt die Bauchspeicheldrüse an, die erforderlichen Verdauungssäfte zu produzieren, schiebt die Schadstoffe aus der Nahrung der Leber zu, und beide arbeiten zusammen mit dem Magen Hand in Hand.

Dieses Rumpeln und Poltern kriegt der Dünndarm mit. Er wartet und wartet, schon seit 4 Uhr in der Früh ist er bereit, den Verdauungsvorgang einzuleiten. Vorsichtig streckt er seinen Kopf zum Zwölffingerdarm und erkundigt sich, ob er denn auch noch mal etwas zu tun bekäme. Alle schauen sich ratlos an.

„Nö", sagt die kesse Galle, die eigentlich darauf wartet, mit ihrem „Saft" die großen Fettklümpchen zu zerkleinern, damit diese dann im Dünndarm von eventuell vorhandenen Ballaststoffen abtransportiert werden. „Für dich gibt es wieder mal nichts zu tun, denn von einer Scheibe Toastbrot bleibt nur ein Fingerhut voll für den Darm übrig. Aber frag doch mal den Magenpförtner, vielleicht sieht er noch etwas Vernünftiges ankommen."

Wie unangenehm, der Blick nach oben beschert dem Magenpförtner eine Ladung heißen, übersäuerten Kaffee ins Gesicht, womit er sich dann anschließend mit einem kräftigen Sodbrennen rächt. Indes ertönt die Alarmsirene aus dem Dünndarm. Da hat es doch wieder einmal der weiße Zucker aus der Marmelade geschafft, die wenigen Vitamine, die in dem Frühstück waren, zu fressen. Beinahe hätten die rettenden Arme des Stoffwechsels die wertvollen Vitamine, die das Immunsystem so dringend benötigt, zu fassen bekommen, aber der gemeine weiße Zucker war schneller.

„Wart's nur ab, lange bleibst du sowieso nicht am Leben", rufen alle erbost dem weißen Zucker zu, „denn noch ehe es Morgen wird, wirst auch du in eine hauchdünne Fettschicht verwandelt und an die Innenwände der Blutgefäße geklebt. Und dann kannst du sehen, wie du mit den Nikotinablagerungen und dem Ansteigen des Blutdrucks fertig wirst. Ja, das kommt davon, wenn man Vitamine zerstört."

„Ok", sagt der Darm zwei Stunden später, „wenn hier nichts Verdaubares kommt, dann sende ich eben Heißhungersignale nach oben. Hoffentlich kommen dann nicht wieder diese ekeligen Gummibären, sondern Himbeeren."

Wenig später rufen die Überbleibsel der beiden Scheiben Toastbrot vom Frühstück: „Platz da, wir kommen jetzt zum Dickdarm, wir wollen doch nicht immer in diesem Körper bleiben!"

„Nun mal langsam", sagt der seit Jahren träge Dickdarm, der so gern an ballaststoffreiche Zeiten zurückdenkt.

„Nur nicht drängeln und schön hinten anstellen. Wir dürfen zuerst raus", rufen die Toastbrotscheiben von gestern, vorgestern und vorvorgestern …

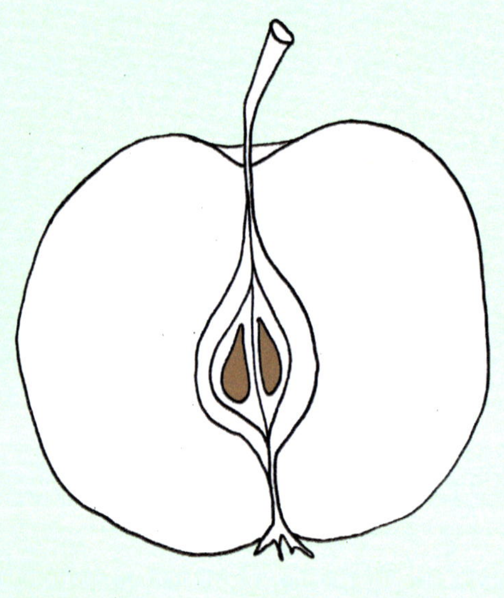

Die Stärke eines Apfels

Der Apfel, die Frucht vom Baum der Erkenntnis, kann unsere Gesundheit sehr fördern. Darum sollte ein ungespritzter Bioapfel unbedingt zur täglichen Nahrung gehören. Der Spruch „An apple a day keeps the doctor away" birgt eine tiefe Wahrheit. Denn gerieben ist er nicht nur ein altbewährtes Hausmittel gegen Durchfall, Äpfel enthalten auch jede Menge wichtige Vitalstoffe. Das sind:

~ Pektin – der Ballaststoff schützt vor gefährlichen Cholesterinablagerungen in den Adern, sorgt für gute Verdauung und ein anhaltendes Sättigungsgefühl, weil das Apfel-Pektin so fein quellfähig ist.
~ Kalium – dieser Mineralstoff bewirkt den Entwässerungseffekt. Das ist besonders gut, wenn du gerade mal wieder zu salzig gegessen hast. Salz bindet nämlich Wasser im Körper.
~ Quercetin – der Pflanzenfarbstoff sitzt in der Schale und ist ein Abwehrspezialist gegen Zellschäden, freie Radikale, Viren und Dickdarmkrebs.
~ Fruchtsäuren – sie wirken wie eine biologische Zahnbürste.
~ Phenolsäuren – sie schützen vor Herz- und Kreislauferkrankungen und vor Krebs.
~ Fruchtzucker – sein hoher Gehalt im Apfel macht diesen zu einem idealen Muntermacher.

Mehr Variation durch Superfoods

Superfoods sind Lebensmittel mit einer besonderen Dichte an wertvollen Inhaltsstoffen wie Antioxidantien, zahlreichen Vitaminen, Mineralien und essenziellen Fettsäuren. Sie halten dich gesund und haben eine heilende Wirkung – und das ganz ohne belastende Nebenwirkungen. Iss täglich zu den Mahlzeiten zwei Superfoods im Wechsel, das bringt Farbe und Variation auf deinen Teller. Zu den Superfoods zählen:

- Obst, insbesondere Beeren – sie sind reich an Antioxidantien.
- Blattgemüse wie Salate, Mangold, Spinat – sie sind effiziente Mineralienlieferanten.
- Alle Kohlsorten, zum Beispiel Grünkohl oder Rosenkohl, und buntes Gemüse wie Kürbis oder Paprika enthalten viele Vitamine und Mikronährstoffe.
- Samen wie Sesam, Kürbiskerne, Leinsamen oder auch Chiasamen sind reich an wertvollen Fettsäuren, ebenso Nüsse wie Walnüsse und Mandeln.
- Hülsenfrüchte wie Linsen, Erbsen und Bohnen haben gute pflanzliche Eiweiße.
- Oliven- und Leinöl, hochwertig und kalt gepresst, enthalten viele heilsame Stoffe.
- Gewürze wie Kurkuma, Ingwer, Kreuzkümmel, Chili, Zwiebeln, Knoblauch beinhalten besonders viele der sekundären Pflanzenstoffe; ebenso frische, junge Wildkräuter wie Giersch, Löwenzahn oder Gänseblümchen. Das sind oft vergessene heimische Superfoods, die direkt vor unserer Nase wachsen. Brennnessel ist auch noch reich an Calcium, Vitamin C und Eisen.

Darmgesundheit

Unser Darm ist für die Aufnahme von lebenswichtigen Nährstoffen aus der Nahrung zuständig. Aber er leistet noch viel mehr, da er ein wichtiger Teil unseres Immunsystems ist. Vor allem der Dickdarm spielt eine sehr besondere Rolle bei der Abwehr. Ist der Darm gesund, bist du also besser gegen viele Krankheiten geschützt. Förderlich sind:

- Ballaststoffreiche Lebensmittel – das sind Vollkorngetreide, Hülsenfrüchte, Nüsse, Trockenfrüchte sowie Obst und Gemüse; Ballaststoffpakete sind Leinsamen und Kleie. Die Faserstoffe aus der Pflanzenkost erhöhen durch ihr Quellvermögen das Stuhlvolumen. Auf diese Weise wird einer Verstopfung entgegengewirkt. Kaue die Nahrung gut, um den Darm zu entlasten.
- Probiotische Lebensmittel – die Milchsäurebakterien, die wir zum Beispiel in milchsauer vergorenem Sauerkraut finden, fördern eine gesunde Darmflora.
- Flohsamenschalen – sie unterstützen die Bildung einer gesunden Stuhlkonsistenz bei zu flüssigem Stuhl sowie bei Verstopfung.
- Zwei Liter klares Wasser – ausreichend Flüssigkeit hilft dem Darm bei der Verdauungsarbeit.
- Bewegung und Ruhephasen im regelmäßigen Wechsel – schon eine halbe Stunde moderate Bewegung am Tag erhöht die Aktivität des Magen-Darm-Trakts.

Wellness und Therapien

Zur Entspannung und Unterstützung des Entgiftungsprozesses während der Fastenzeit tun moderates Saunieren und eine Vielzahl an Anwendungen gut. Im Fastenhaus etwa lädt unsere Aromasauna mit Farblichttherapie nach den Umstellungstagen, also ab dem vierten Fastentag, zum soften Saunieren ein. „Soft" heißt: nicht zu lange und nicht zu heiß, weil die Gefahr von Schwindelgefühl oder Übelkeit während des Fastens höher ist als sonst. Durch das Schwitzen können wir zusätzlich die im Schweiß vorhandenen Giftstoffe ausscheiden. Auch frösteln wir leichter beim Fasten, und eine wärmende Sauna tut gut.

Darüber hinaus werden bei uns nach den Wanderungen fastenunterstützende und wohltuende Therapien angeboten – Massagen, Colon-Hydro-Therapie, Osteopathie und vieles mehr. Denn die Erfahrungen unserer TherapeutInnen zeigen, dass Anwendungen und Therapien während einer Fastenkur wesentlich wirksamer sind als im gewöhnlichen Alltag. Folgende Wellness- und Therapiemaßnahmen sind bewährte Ergänzungen des Fastenprogramms:

- Die Colon-Hydro-Therapie, eine professionelle Darmspülung, reinigt den Darm sanft mit warmem und kaltem Wasser, entlastet das Abwehr- und Stoffwechselsystem und regt gleichzeitig die Darmfunktionen an. Mit dem Einlauf können wir den unteren Dickdarmbereich reinigen. Bei der Colon-Hydro-Therapie erreichen wir mit der kontinuierlichen Zufuhr von Wasser fast den gesamten Dickdarm. Während der Behandlung massiert der Therapeut zur Unterstützung den Bauch.
- Bei der Lymphdrainage soll durch verschiedene Grifftechniken die Pumpleistung der Lymphgefäße angeregt werden. Das kann die Ausscheidung belastender Ablagerungen aus dem Gewebe unterstützen.

- Die Wellnessmassage ist eine sanfte Massage unter Verwendung von Öl. Sie lässt Tiefenentspannung entstehen und harmonisiert Körper und Geist.
- Die Reflexzonentherapie am Fuß nach Marquardt kann eine Verbesserung des Wohlgefühls unterstützen und eine entspannende Wirkung erzielen. Bei den Massagen werden drucksensible Zonen an den Füßen stimuliert.
- Bei der Osteopathie wird der Körper ganzheitlich betrachtet. Das menschliche Gewebe wird Schicht für Schicht ertastet. So lassen sich Bewegungseinschränkungen und Verspannungen erkennen und durch sanfte manuelle Techniken auflösen.
- Akupunktur kann bei Schmerzen und bei der Raucherentwöhnung hilfreich sein.
- Die Traditionelle Thai-Massage bringt die verschiedenen Meridiane durch Akupressur und Dehnungen in Fluss und steigert das Wohlbefinden.
- Die ayurvedische Abhyanga-Ganzkörpermassage wirkt durch das Auftragen von warmen, hochwertigen Sesam-Kräuter-Ölen und durch die großflächigen, sanften Ausstreichungen erdend, reinigend und entspannend.
- Die Mukabhyanga-Massage verwöhnt den Kopf beziehungsweise das Gesicht mit edlen Ölen, beruhigt das Nervensystem und verbessert den Teint.

Jedem Fastenden ist es überlassen, sich das individuell beste Programm zusammenzustellen und die Zusatztherapien nach dem persönlichen Zeitplan einzuteilen. Die Anwendungen unterstützen das Fasten bei der Mobilisierung der Selbstheilungskräfte des Körpers. Die Anspannungen des Alltags lösen sich in dieser Zeit nach und nach, daher ist es sinnvoll, dem Körper zusätzliche Impulse durch verschiedene Anwendungsreize zu geben.

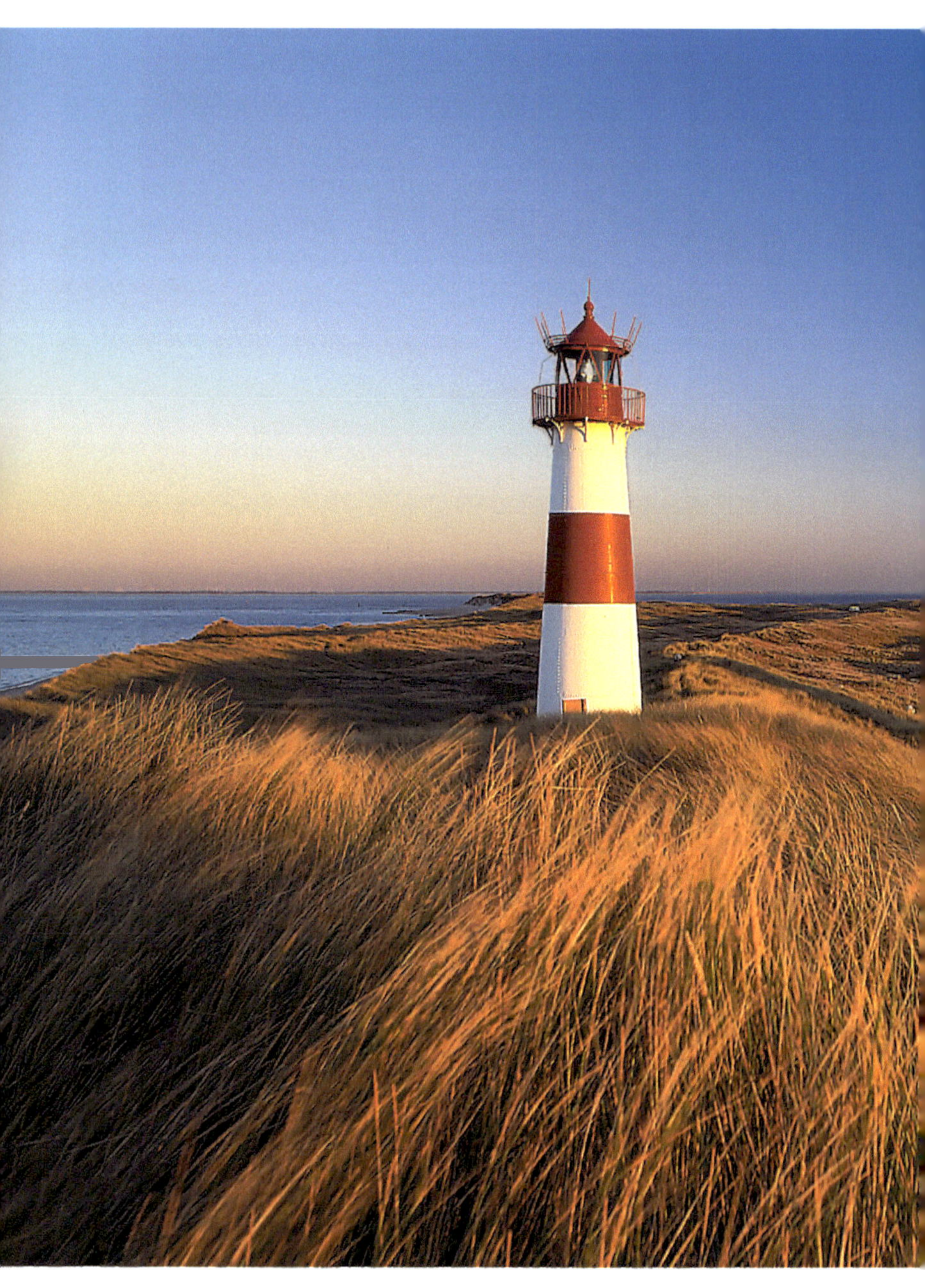

SYLT

Die größte Nordseeinsel Deutschlands ist wegen ihrer unvergleichlichen Naturlandschaft der ideale Ort zum Fastenwandern und bietet zu jeder Jahreszeit das passende Rahmenprogramm für eine gelungene Fastenzeit. Ein kleines Kaleidoskop von Sylt und seinen ungeahnten Möglichkeiten …

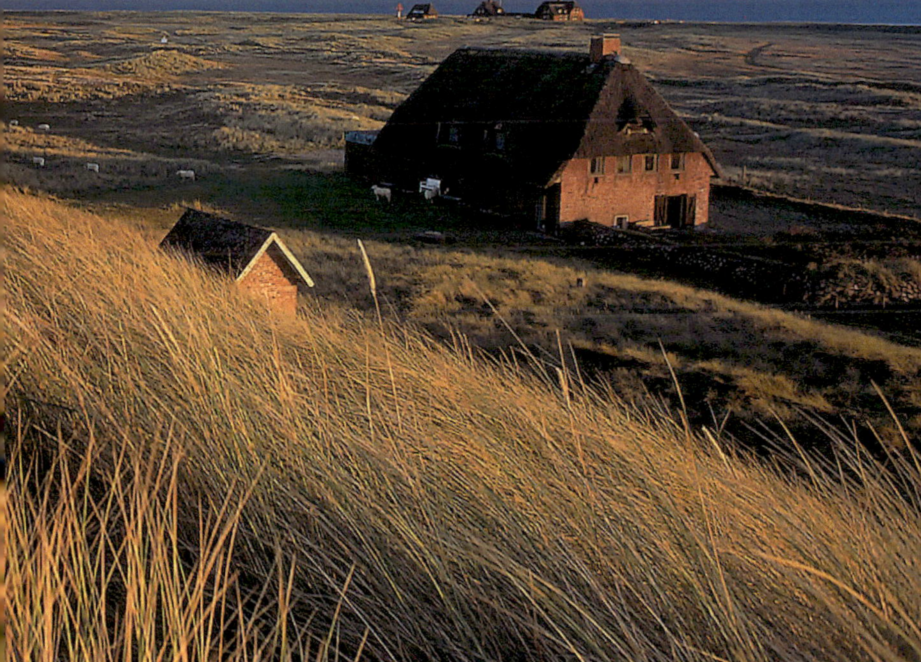

Wissenswertes über unsere Insel

Sylt erstreckt sich vom nördlichen Inselende, dem Ellenbogen mit seinen 300 frei laufenden Schafen, bis zur Hörnum Odde im Süden. Die nördlichste Insel Deutschlands hat eine Fläche von 99 Quadratkilometern und einen einmalig schönen, unverbauten, 38,5 Kilometer durchgehenden weißen Sandstrand. Sylt hat zwölf Ortschaften und knapp 18 000 Einwohner, davon lebt annähernd die Hälfte in Westerland. Die Insel hat über 900 000 Gäste im Jahr die hier zusammen über sieben Millionen Übernachtungen verbringen.

Vor 8000 Jahren war Sylt noch Teil des Festlandes. Jäger und Sammler der Steinzeit drangen in das Gebiet vor. Etwa 4000 vor Christus sorgte der rapide ansteigende Meeresspiegel nach der letzten Eiszeit dann dafür, dass Sylt zur Insel wurde. Die zwei „Groten Mandränken“ im 14. und im 17. Jahrhundert zerklüfteten das Land und formten Sylt in etwa so, wie wir es heute kennen: in „Bananenform“.

Die Mitte der Insel und der Osten bestehen aus einem hochgeschobenen Geestkern an dem sich die aus Sand geformten Nehrungshaken nach List und nach Hörnum angelagert haben. Dass Sylt auf uraltem Boden liegt, wird am Morsum Kliff deutlich: Hier drückte eine Eiszeit Schichten an die Oberfläche, die zwei bis elf Millionen Jahren alt sind und das Kliff bilden. Ebenso berühmt ist das Rote Kliff von Kampen und Wenningstedt. Es besteht aus Ablagerungen der vorletzten Eiszeit. Anhand der außergewöhnlich zahlreichen steinzeitlichen und bronzezeitlichen Grabhügel konnte nachgewiesen werden, dass das Gebiet des heutigen Sylt schon seit mindestens 5000 Jahren besiedelt ist. Der Denghoog in Wenningstedt ist ein ungewöhnlich geräumiges Ganggrab, das bereits vor dem Bau der ägyptischen Pyramiden hier stand. Es

kann besichtigt werden. Übrigens ist unsere dänische Nachbarinsel Rømø demgegenüber nur eine Sandbank und gerade mal 1000 Jahre jung.
Die Natur auf Sylt ist einzigartig und vielseitig. Sie zeichnet sich durch große zusammenhängende Heidegebiete, Dünen und Wanderdünen sowie unberührte Salzwiesengebiete, Kliffs und Wäldchen aus. Gut 50 Prozent der Insel stehen unter Natur- oder Landschaftsschutz. Sylt ist umgeben von dem 1985 gegründeten Nationalpark Schleswig-Holsteinisches Wattenmeer. Es ist der größte Nationalpark Mitteleuropas und von internationaler Bedeutung für viele Pflanzen- und Tierarten. Jährlich machen Millionen von Zugvögeln Rast im Wattenmeer, um sich für ihren Weiterflug Treibstoff in Form von Fett anzufressen. Dann fliegen sie häufig nonstop in ihre Tausende von Kilometern entfernten Brutgebiete oder Winterquartiere. Westlich der Insel ist die offene Nordsee 1999 zum ersten europäischen Walschutzgebiet ausgewiesen worden. Seit Sommer 2009 ist das Meer rund um Sylt Teil des UNESCO Weltnaturerbes.

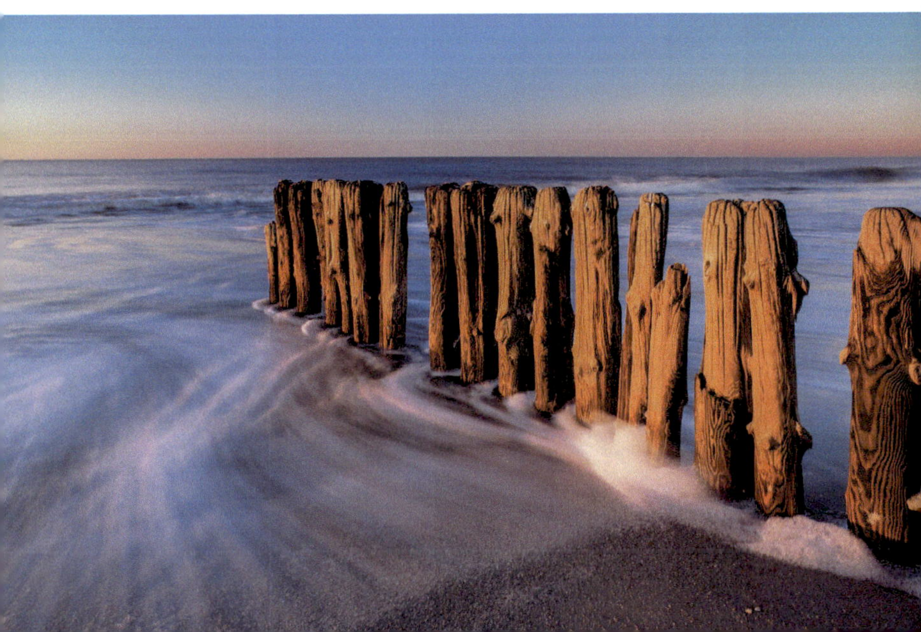

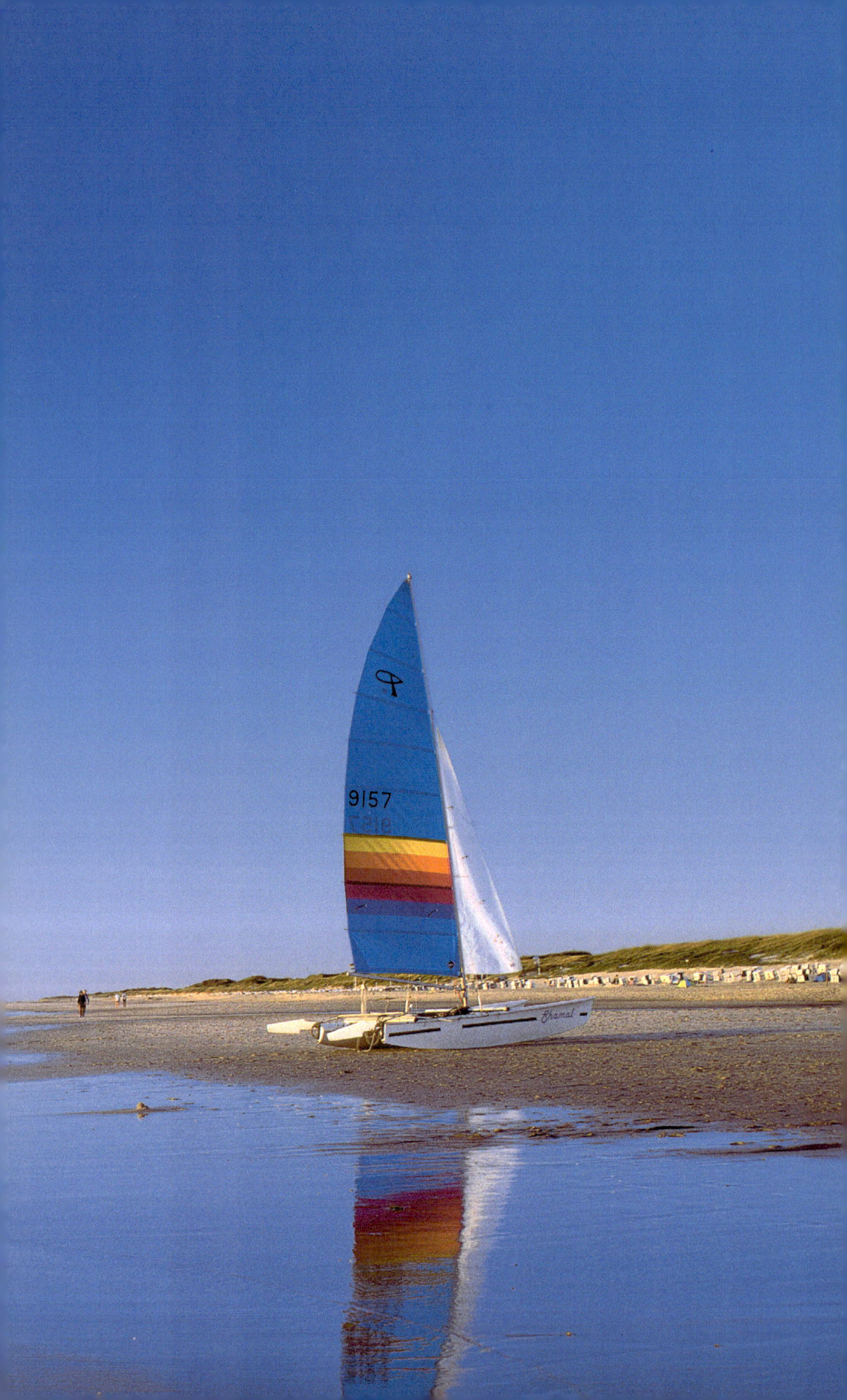
9157
Shamal

Der Ort Westerland, wo sich auch das Fastenhaus Werner befindet, ist seit 1855 ein Kurbad. Es zog zunächst Künstler und Adelige in die Sommerfrische nach Sylt. Die deutschstämmige rumänische Königin Elisabeth etwa besuchte die Insel regelmäßig und schrieb unter dem Pseudonym Carmen Sylva. Kampen wurde in den 1960er-Jahren dann der beliebteste deutsche Treffpunkt für Prominenz aus Wirtschaft, Politik und Kultur.

Das Haus Kliffende in Kampen beherbergte den Maler Emil Nolde und den Verleger Ernst Rowohlt. Der Schriftsteller Thomas Mann verarbeitete hier seine Erlebnisse und goss sie in seinem Werk „Der Zauberberg" in die Figur von Hans Castorp. „Vor der Brandung zu stehen, war wie vor einem Löwenkäfig", schrieb er; und: „Die Welle hatte den Nacken wie einen Prankenschlag getroffen." Im Gästebuch von Haus Kliffende vermerkte er 1928: „An diesem erschütternden Meere habe ich tief gelebt."

Der Verleger Suhrkamp hatte ein Haus in Kampen, es war eine Mußestätte für Max Frisch und viele andere Autoren seines bekannten Verlages. Axel Springers „Burg" thront noch heute mächtig an der Nordseite von Kampen über dem Watt. Seit 2008 gibt es hier einen Kunst- und Kulturpfad, auf dem man auf den Spuren der vielen Künstler wandeln kann, die auf Sylt verweilten und kreativ waren.

Wie auch an anderen Orten kamen erst die Künstler und verliehen Sylt durch ihre Werke das gewisse Etwas. In den 60er-Jahren folgten dann Promis wie Gunter Sachs und seine Entourage. Und die freizügige Freikörperkultur kam auf. Das Nacktbaden an der Buhne 16 gehört für viele prominente Gäste fast schon zum guten Ton. Nicht allen gefiel das: „In jeder Welle hängt ein nackter Arsch", so beschrieb es die Schauspielerin Romy Schneider – und kam nur einmal nach Sylt. Heute ist die Insel auch ein Ort für Urlauber ohne Promi-Status.

SYLTER ZAHLENSPIELE IM ÜBERBLICK

Auch wenn die Promi-Dichte auf Sylt noch immer besonders hoch ist, sind ganz andere Zahlen doch viel interessanter. Unsere wunderbare Insel Sylt …

- ist die größte deutsche Nordseeinsel mit einer Fläche von rund 99 Quadratkilometern.
- ist von Norden nach Süden 38,5 Kilometer lang und von Westen nach Osten zwischen 350 und 12 600 Meter breit.
- hat einen Umfang von 107 Kilometern.
- ist zwischen 8 und 20 Kilometer vom Festland entfernt.
- liegt geografisch am 55. Breitengrad – zusammen mit Glasgow, dem Südzipfel Alaskas und zum Teil auch Dänemark.
- hat 12 Ortschaften und knapp 18 000 Einwohner.
- wird jährlich von über 900 000 Gästen besucht, die zusammen etwa 7 Millionen Mal hier übernachten.
- ist zu 33 Prozent mit Dünen bedeckt, der Rest besteht zur Hälfte aus Marsch und Geest.
- hat 3 Wanderdünen in List, die bis zu 1000 Meter lang und bis zu 30 Meter hoch sind.
- hat 1 echten Berg: Die Uwe-Düne in Kampen ist die höchste Erhebung mit 52,5 Metern.
- hat 1 eigene Sprache, das friesische Sölring, und sogar 1 dänische Gemeinde.
- ist ein Naturparadies, weil 50 Prozent des Heidebestandes Schleswig-Holsteins auf Sylt liegen. In der Braderuper Heide wurden bis zu 2500 Tier- und 150 Pflanzenarten gezählt.

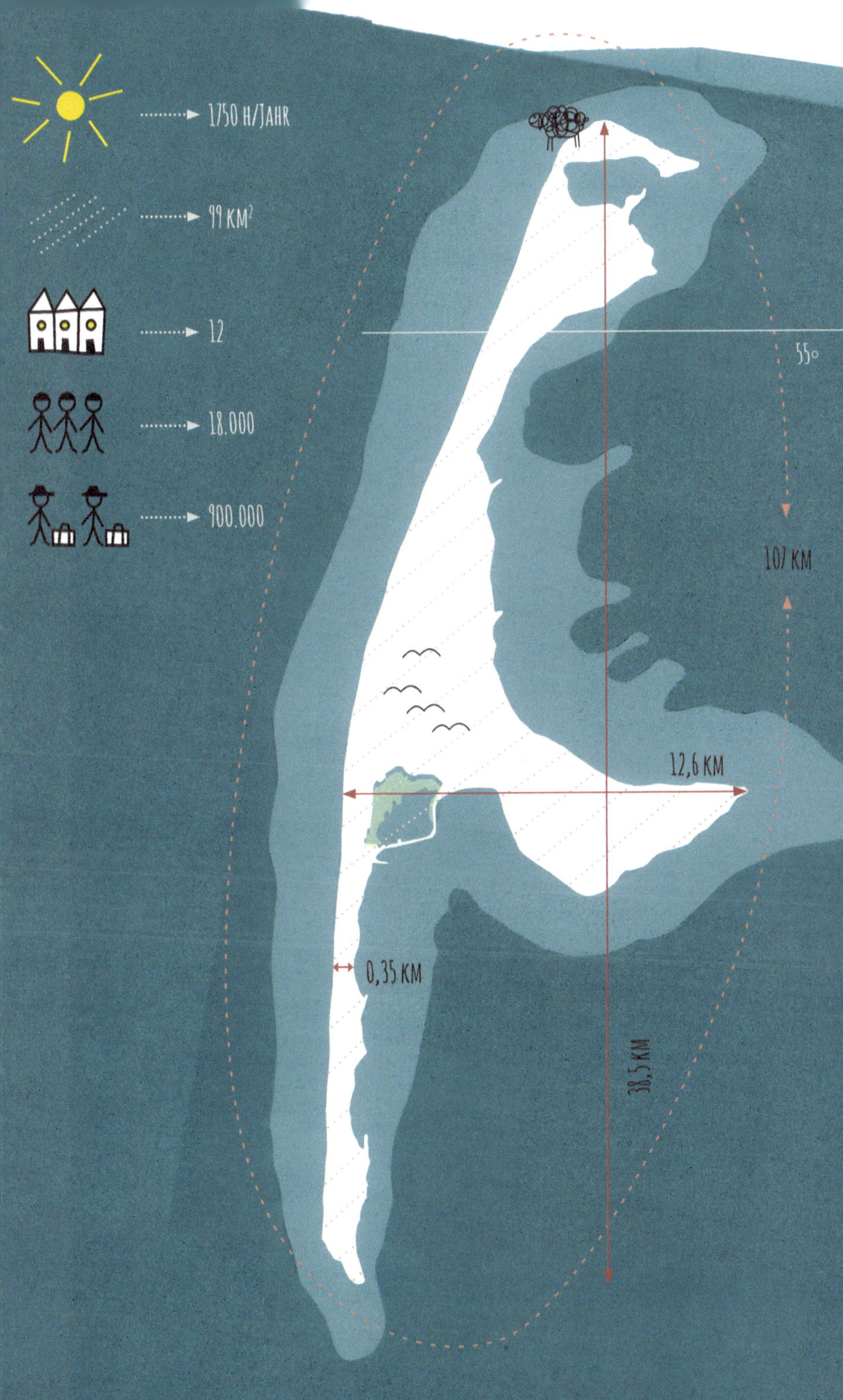

1750 H/JAHR
99 KM²
12
18.000
900.000
55°
107 KM
12,6 KM
0,35 KM
38,5 KM

DIE ANREISE – BEQUEM UND SCHNELL NACH SYLT

Für die Reise nach Sylt empfehle ich klimafreundliche Verkehrsmittel. Grundsätzlich gibt es aber mehrere Möglichkeiten:

Mit der Bahn

Sie können von fast allen größeren deutschen Bahnhöfen mit dem IC direkt nach Westerland reisen oder von Hamburg-Altona mit dem Regionalzug der DB (www.bahn.de).

Mit dem Auto

Sylt ist durch einen Eisenbahndamm mit dem Festland verbunden. Zwischen Niebüll und Westerland fahren der DB Autozug (www.syltshuttle.de) und der Autozug Sylt (www.autozug-sylt.de).

Mit dem Flugzeug

Der Flughafen Sylt liegt zentral bei Westerland und wird von verschiedenen Fluggesellschaften angeflogen (www.flughafen-sylt.de).

Mit der Fähre

Von der dänischen Nachbarinsel Rømø (Havneby) startet die Syltfähre in den Norden von Sylt nach List. Die Überfahrt dauert circa 40 Minuten, eine Voranmeldung für Autofahrer ist empfehlenswert (www.syltfaehre.de).

Die Anreise war nicht immer so bequem wie heute mit dem Zug über den Bahndamm. Im 19. Jahrhundert reiste man noch ab der dänisch-deutschen Grenze in verplombten Zügen bis ins dänische Højer. Von dort setzte man bei Flut per Schiff nach Munkmarsch über. Weiter ging es mit der Kutsche bis nach Westerland.

Um den Gästen die Anreise etwas zu erleichtern, wurde 1888 die erste Inselbahn von Munkmarsch nach Westerland gebaut und damit die Reisezeit verkürzt. Der kleine Zug brauchte nur zwölf Minuten vom Hafen Munkmarsch bis nach Westerland.

1901 wurde die Anreise weiter erleichtert. Man reiste nun mit Schiffen der Hapag von Hamburg über Helgoland nach Hörnum.

Von dort war die Weiterreise zunächst wieder mühsam. Schließlich wurde aber die Inselbahnstrecke bis Hörnum und List erweitert und 1907 in Betrieb genommen.
Der Bahndamm vom Festland nach Morsum ist das Ergebnis eines Volksentscheides von 1920. Nach dem ersten Weltkrieg bekamen die Sylter die Möglichkeit, selbst zu entscheiden, ob sie zu Dänemark oder Deutschland gehören wollten. Die Dänen lockten mit Speckpaketen und die Deutschen mit dem Versprechen, eine Bahntrasse zu bauen. Der Damm wurde schließlich 1927 von Reichskanzler Hindenburg eröffnet und nach ihm benannt.

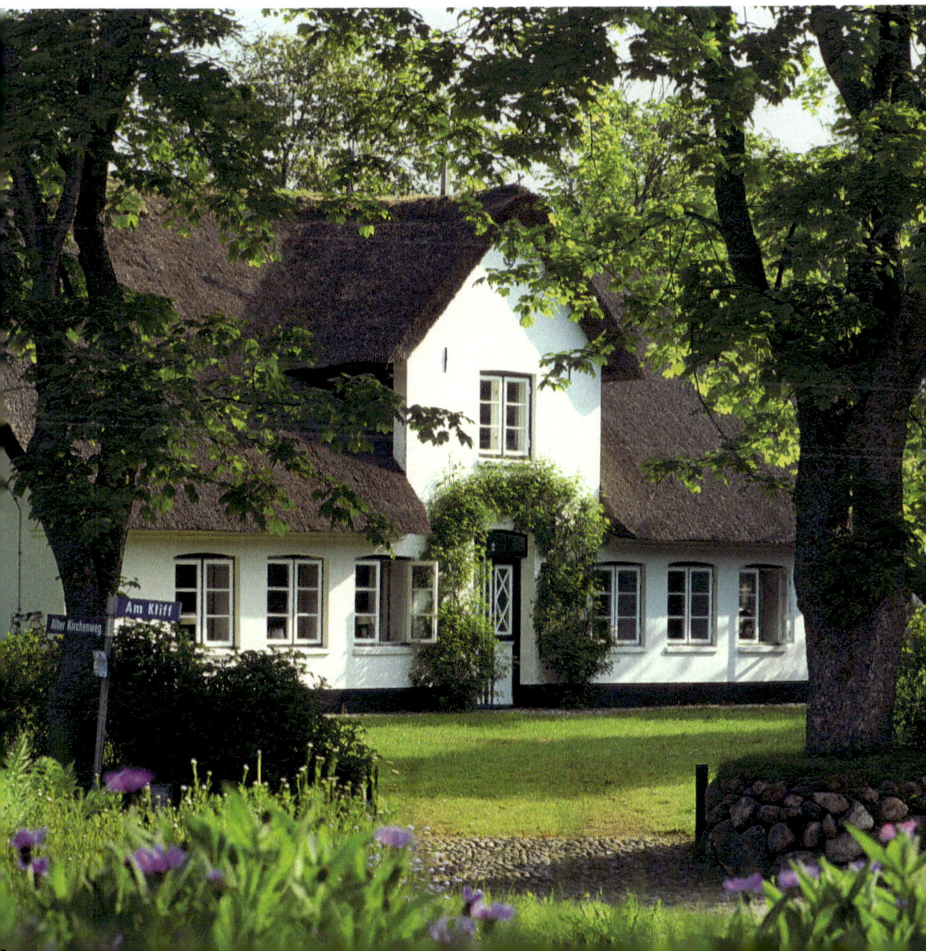

EIN URLAUBSORT FÜR JEDE JAHRESZEIT

Sylt ist das ganze Jahr über eine Reise wert. Es besticht durch sein maritimes Klima mit wenigeren Regentagen und vielen Sonnenstunden – 1750 pro Jahr, das sind 200 mehr als in Hamburg. Das Reizklima mit seiner salz- und jodhaltigen Luft versetzt den Körper in einen positiven Stress und putzt die Atemwege zu jeder Jahreszeit frei. Kurz gesagt: Man ist im Frühjahr, Sommer, Herbst und Winter gut auf unserer Insel aufgehoben.

Im Frühjahr: Zugvögel beobachten

Die beliebteste Jahreszeit zum Fasten auf Sylt ist das Frühjahr. Die Tage werden länger, und die Sonne wärmt. Ab März benötigen wir an sonnigen Tagen bereits Sonnenschutz. Die traditionelle Fastenzeit beginnt früh im Jahr. Die FastenwanderInnen kommen dann gern hierher, ebenso wie Millionen Zugvögel, die sich im Wattenmeer stärken und danach – fastend – in ihre weiter nördlich gelegenen Brutgebiete fliegen. Es trällert und piepst im Frühjahr überall in den Salzwiesen, und mit etwa vierwöchiger Verspätung zum Festland sprießen dann die Frühblüher.

Im Sommer: Füße im Meerwasser

Der Sommer besticht durch seine langen Tage, manchmal wird es um die Sonnenwende gar nicht richtig dunkel. Selbst wenn die Sonne schon längst untergegangen ist, sehen wir Richtung Norden noch lange einen bunten Streifen am Horizont. Sommer auf Sylt heißt auch: Schuhe aus, barfuß durch den Sand stapfen und sich die Füße vom Meerwasser umspülen lassen. Die Nordsee lädt zu dieser Jahreszeit ein, sich auszutoben – baden, surfen, segeln, Stand-up-Paddling.

Im Herbst: Salz auf der Haut schmecken

Der erste Sturm kündigt meist den Herbst an. Plötzlich kühlen die Temperaturen etwas ab, das Licht wird wieder sanfter. Jetzt bietet es sich an, sich in einer der Sylter Strandsaunen aufzuwärmen, um noch ein letztes Mal ins Meer zu springen. Durch die aufgewühlte Brandung im Herbst finden wir in der Brandungszone eine stärkere Konzentration von Aerosolen, den Salzpartikeln im zerstäubtem Meerwasser. Das merkt jeder Gast, weil die Nase stets läuft, und wir schmecken Salz, wenn wir unsere Lippen befeuchten. Diese natürliche Inhalation am Flutsaum reinigt und stärkt die Atemwege.

Im Winter: die milde Luft genießen

Wenn du in den Wintermonaten auf die Wetterkarte schaust, wirst du bemerken, dass bei uns die Temperaturen immer milder sind als im Rest der Republik. Das liegt an den Ausläufern des Golfstroms. Sie halten die Wassertemperaturen oben, und dadurch ist auch die Luft etwas wärmer. Die Gäste wundern sich oft, dass wir im Winter meistens Temperaturen über null haben. Wie zu allen Jahreszeiten ist allerdings auch im Winter die wetterfeste Kleidung unbedingt notwendig, um die Zeit auf Sylt genießen zu können. Gern weht der Wind dann mal etwas stärker …

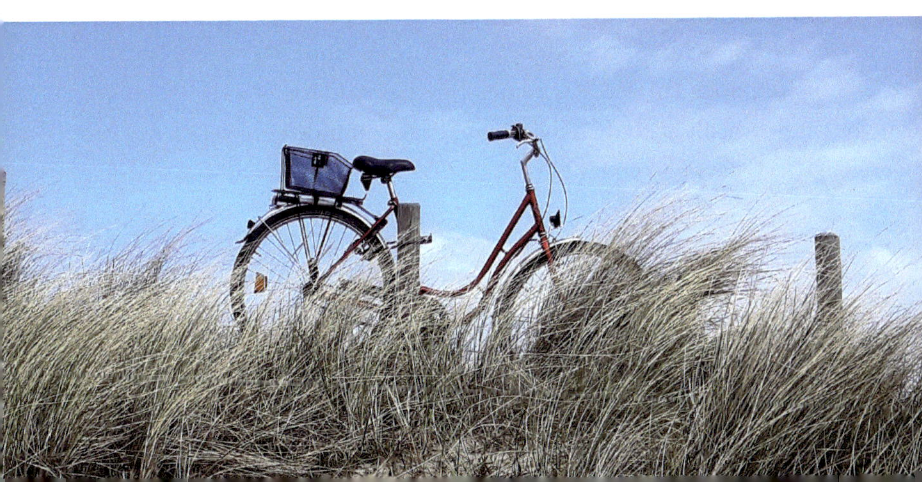

DIE IDEALE FITNESS-INSEL

Sylt bietet viele Möglichkeiten, sich an der frischen Luft zu bewegen und körperlich fit zu halten. Es wird gesurft, gesegelt, gekitet, gebadet und auch das Stand-up-Paddling erfreut sich immer größerer Beliebtheit. Andere bevorzugen festen Boden unter den Füßen und nutzen den knapp 40 Kilometer langen Sandstrand oder die idyllischen Abschnitte auf der Wattenmeerseite für ausgedehnte Spaziergänge oder Joggingrunden.

Die Insel wird auch gerne mit dem Fahrrad erkundet. Das kann sich jedoch durchaus als tückisch erweisen: Oft denkt der Gast zunächst, es sei leicht, hier Rad zu fahren, da alles flach ist. Aber es gibt ein Hindernis, das nicht unterschätzt werden darf: Der Wind ist unser Berg. Gegenwind ist stets eine besondere Herausforderung, und darum sollte man ihn bei der Planung einer Radtour immer mit in seine Berechnung der Dauer einplanen – außer man hat sich ein E-Bike gemietet und wird beim Strampeln von einem Elektromotor unterstützt.

Für die Golffans bietet Sylt weitläufige Golfplätze mit idealen Spiel- und Trainingsmöglichkeiten für jede Spielstärke. Auch Boule, Tennis und Reiten werden offeriert. Ein morgendlicher Ausritt am Strand oder am Watt lässt jedes Reiterherz höherschlagen.

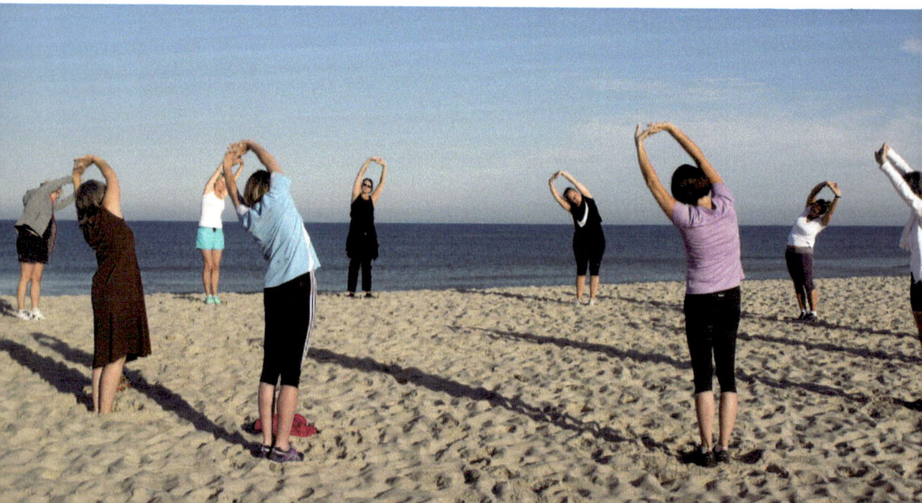

HEIKES EMPFEHLUNGEN FÜR SYLT-GÄSTE

Aktivitäten für Groß und Klein, Jung und Alt

- Bootsausflüge zu den Seehundbänken und Nachbarinseln/Halligen mit den Adler-Schiffen. Im Sommer werden auch Wattwanderungen von Amrum nach Föhr angeboten.
- Der Besuch in der Sylter Welle, der Sylter Bade- und Saunalandschaft, wird gerne als Urlaub im Urlaub bezeichnet.
- Ein besonderes Erlebnis ist der Besuch einer Strandsauna, beispielsweise in Rantum. Erst saunieren mit Blick auf das Meer und anschließend zum Abkühlen in die Fluten.
- Einen Ausritt am Meer bietet der Reitstall Wiesengrund an.
- Mit Silke von Bremen wird Sylts Vergangenheit lebendig. Sie macht Führungen inselweit. Unbedingt vorab buchen!
- Sehr zu empfehlen, informativ und spannend sind das Erlebniszentrum Naturgewalten in List, die Arche Wattenmeer in Hörnum und das Naturzentrum in Braderup.
- Kultur tanken – Abendveranstaltungen gibt es jede Menge, wie im Meerkabarett oder im Kursaal[3], und auch der Kampener Literatur- und Kultursommer bietet zahlreiche Highlights.
- Jeden Montag gibt es im Teehaus Janssen einen informativen Teeabend mit Teeverkostung und dienstags einen Kleinkunstabend.
- Jeden Mittwoch finden in der Keitumer Kirche St. Severin klassische Konzerte statt.
- … und in Westerland kann man auch einfach mal wieder ins Kino gehen.

Aktuelle Veranstaltungstipps findest du auf: www.sylt.de

Schöne Erinnerungen und besondere Geschenke

- Schokolade aus der Schokoladenmanufaktur in Tinnum/Westerland – schokoladige Mottotafeln für jeden Anlass („Danke fürs Blumengießen“) in vielerlei Geschmacksrichtungen, zum Beispiel mit Banane-Kokos-Chili, in Zartbitter mit Trüffelfüllung oder mit Hanf
- Kaffee aus der Kaffeerösterei in Rantum – die besten Kaffeebohnen der Insel
- Sylter Salathimmel aus der alten Backstube in List – eine köstliche Salatsoße mit Liebstöckel
- Köstlichkeiten rund um die Sylter Rose bei „Sylt-Mari im Rosenglück“ mittwochs und samstags auf dem Wochenmarkt oder in Johannes Kings Genuss-Shop in Keitum
- Sylter Salz von Alexandro Pape in List – besonders gut für ein Frühstücksei mit Urlaubserinnerung
- Sansibars Agavenbalsamico – das gewisse Etwas für Salate und Gemüsegerichte
- lokale Spezialitäten aus der Sylter Ziegenkäserei in Keitum – zum Mitnehmen oder auf einem Probierteller
- Seifen aus der Seifenmanufaktur in Morsum, hergestellt mit wunderbaren Düften und Zutaten: Sylter Heckenrose, Sylter Queller oder Sylter Heide
- chillige Beach-Musik vom Kampener Strand auf CD: „Compilation Serie Buhne 16 – on the beach“
- „Natürlich Sylt“, der Naturerlebnisführer mit allen Infos zu Wanderwegen und Naturgebieten auf Sylt, und der Roman „Syltopia“ – ein Inselmärchen für Erwachsene zum Nach- und Vordenken. Beide Bücher von Lothar Koch
- „Die Geschichte vom kleinen Drachen Sylti“, Kinderbuch

MAGISCHES INSEL-LICHT – Der Fotograf Gernot Westendorf über faszinierende Bildmotive auf Sylt

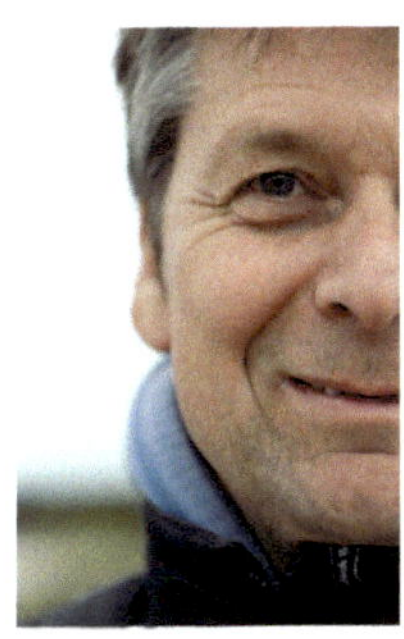

Besonders die ruhigen Momente haben auf der Insel, auf der ich nun seit fast 30 Jahren lebe, eine geheimnisvolle Kraft, die mich immer wieder in ihren Bann schlägt. Vor allem früh morgens oder spät abends, wenn das Licht die Landschaft in ihren schönsten Farben malt, schnappe ich mir meine alte Leica und spüre diesem Licht nach.

Als ich 1989 auf die Insel kam, war es schon nach kurzer Zeit um mich geschehen. Jeder Sylt-Liebhaber hat sicher seinen ureigenen Moment, wenn es klick macht und er sich unsterblich in die Insel verliebt. Bei mir geschah das am ersten Tag auf der Insel während einer Busfahrt nach List.

An Westerland und Wenningstedt blieben meine Augen nicht kleben. Beim Anblick des Kampener Leuchtturms aber wurde ich neugierig. Hinter Kampen geht die Strecke „bergab" und verläuft bis List oft in Sichtweite zum Watt. Es war eine windstille Abendstimmung. Das Wasser lag wunderbar blau, ruhig in seiner Wanne. Wow! Es war eine Stimmung ähnlich wie bei mir zu Hause an der Kieler Förde, nur viel intensiver und geheimnisvoller. Da war von Anfang an etwas, was mich bis heute nicht loslässt. Ich nenne es Magie, Sylter Magie – sie weckt die Lust, ihr mit der Kamera auf den Grund zu gehen.

Erst auf Sylt entschied ich mich für die Fotografie. Wahrscheinlich, weil ich zum Malen kein Talent besitze. Mit der Kamera kann ich die magischen Inselmomente festhalten, sie regelrecht sammeln. Als Fotograf suche ich den richtigen Augenblick, den kurzen Moment, wenn die Landschaft, die Farben, das Meer, die Wolken perfekt vereint ein Bild ergeben, das mich später beim Betrachten in die Stimmungslage zurückversetzt, die ich beim Auslösen verspürt habe. Das sind dann die Situationen, die einen Fotografen glücklich machen.

Diese Lichtmomente sind schlecht planbar. Sie geschehen einfach, wenn ich mir und der Fotografie Zeit gebe. Wer auch immer da oben die kurzen Augenblicke des magischen Insel-Lichts verteilt, er ist recht geizig damit. Man lernt, geduldig und ausdauernd zu sein.

In der Fotolehre habe ich viel über den Bildaufbau, positive Steigung, die goldenen Schnittpunkte erfahren. Das hilft, eine interessante Bildkomposition hinzubekommen. Aber letztendlich ist es ein ständiges Neugierigsein, ein Daraufhinarbeiten und Unterwegssein, bis man sein Foto entdeckt.

Gute Motive findet man überall auf der Lichtinsel Sylt. Ein Topziel ist immer wieder das Rote Kliff in Kampen. Dann aber eher gegen Abend, damit das Kliff seinem Namen gerecht wird. Leuchttürme, ob in List, Hörnum oder Kampen, sind ebenfalls ein lohnendes Ziel. Friesenhäuser in Keitum scheinen geradezu auf den Fotografen zu warten, besonders im Frühling, wenn die Natur aufwacht. Das Listland mit seiner imposanten Dünenlandschaft. Der traumhafte Lister Ellenbogen, von dem aus man Skandinavien Guten Tag sagen kann und wo der Trubel von Westerland Lichtjahre entfernt scheint.

Sylt ist ein Traum, und es lohnt sich immer wieder, auf Entdeckungstour zu gehen und dem gelungenen Bild nachzuspüren. Ich wünsche allen viel Spaß beim Fotografieren und natürlich möglichst oft das magische Insel-Licht.

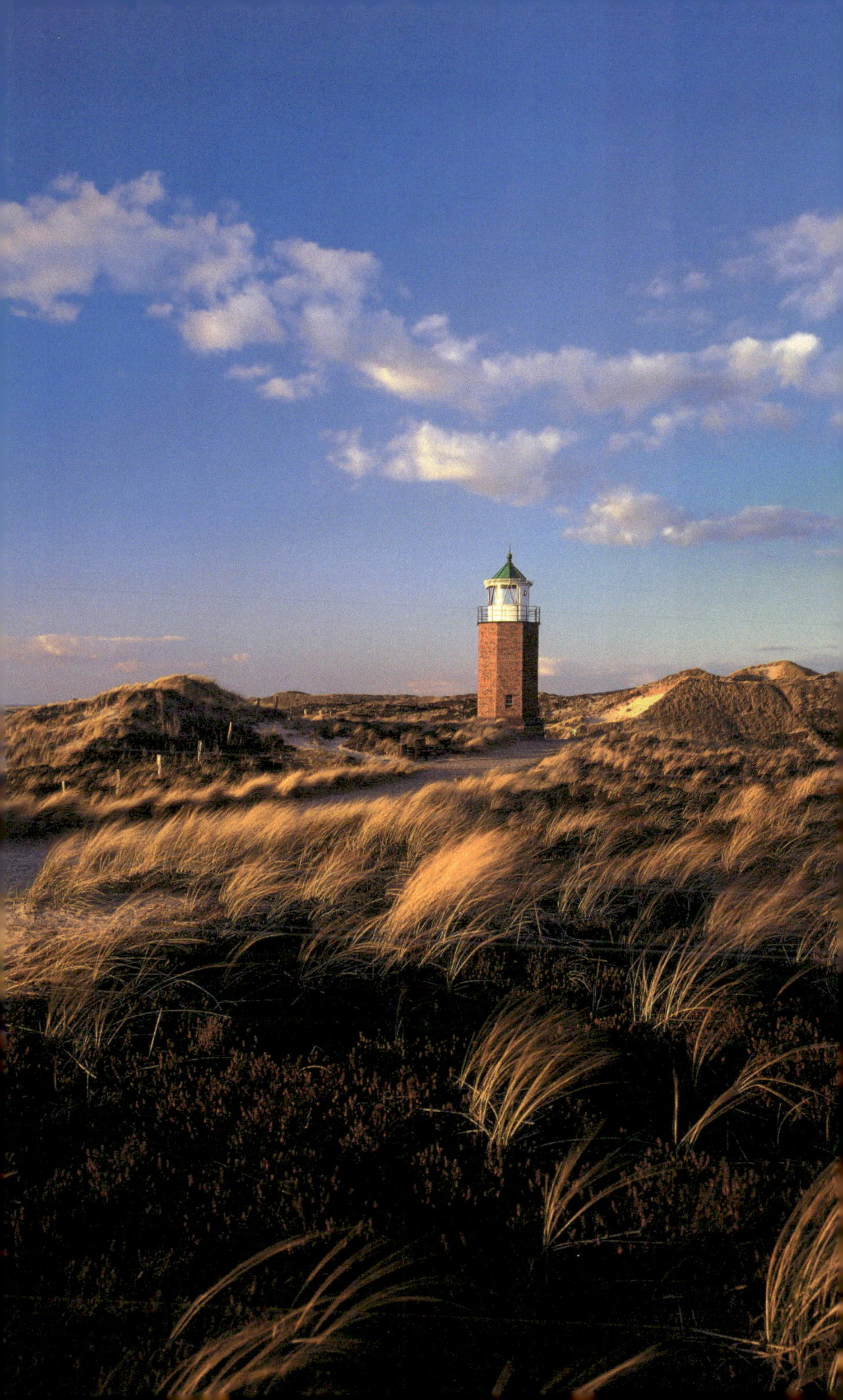

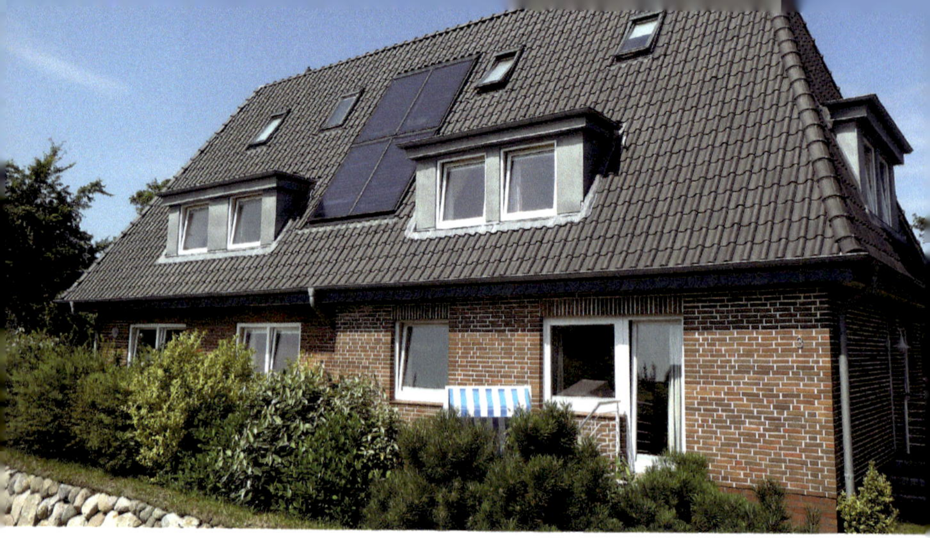

DAS FASTENHAUS WERNER

Unser Fastenhaus ist eine Oase im ruhigen Süden von Westerland, die dich dazu einlädt, deinen Alltag hinter dir zu lassen. Wir haben das strandnahe Nichtraucherhaus nach einer kompletten Renovierung im Jahr 2002 eröffnet. Im Juni 2012 und August 2017 haben wir das Fastenhaus um zwei hocheffiziente Energiesparhäuser erweitert. Neben weiteren Gästezimmern befindet sich dort auch ein Sportraum. Das Herzstück unseres Fastenhauses ist der schön gestaltete Seminarraum. Hier beginnen und beenden wir unsere gemeinsame Fastenwoche.

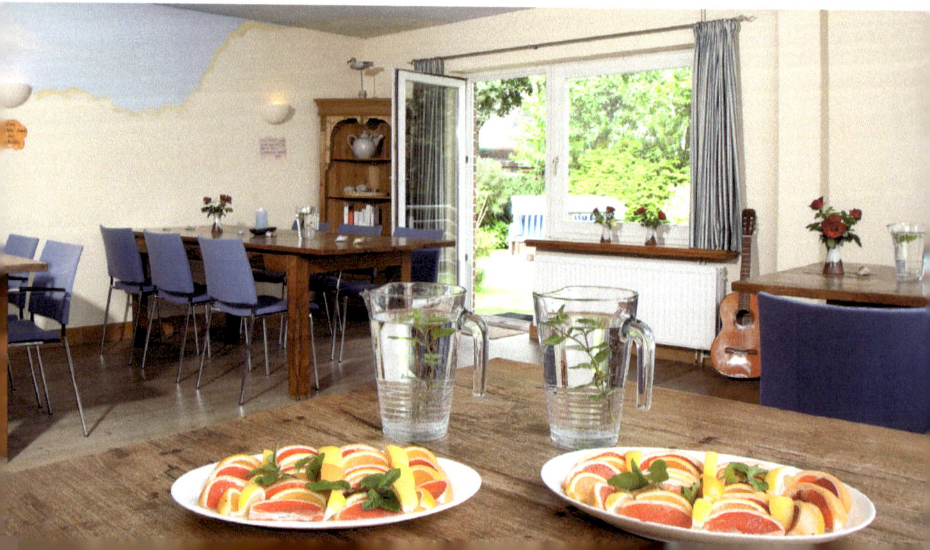

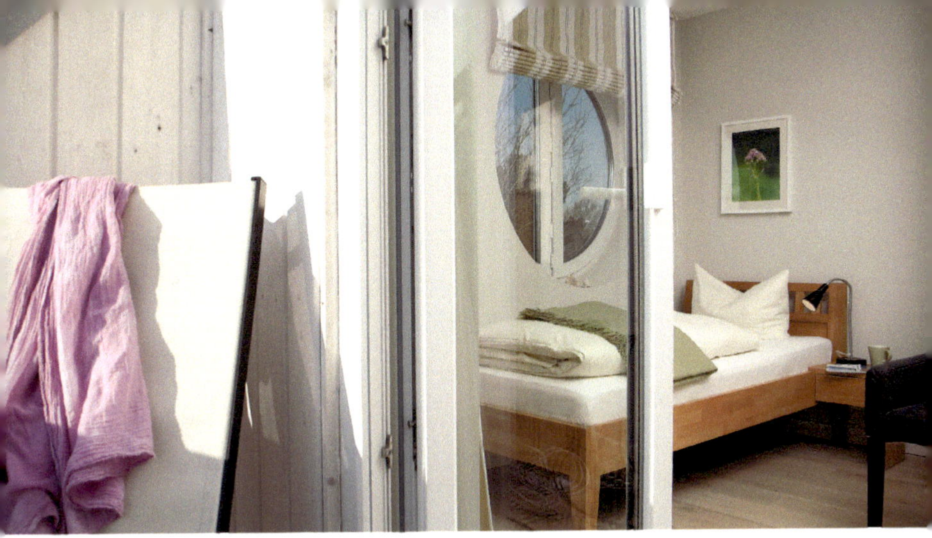

Alle Zimmer des Fastenhauses sind mit natürlichen und hochwertigen Materialien ausgestattet und mit viel Liebe zum Detail eingerichtet. Wir haben unsere Zimmer bewusst ohne TV und Radio ausgestattet, WLAN steht im Seminarraum und in allen Zimmern zur Verfügung.

Zur Entspannung lädt auch unsere Aromasauna mit Farblichttherapie ein, und in unseren drei Anwendungsräumen kann man sich vom Therapeutenteam des Fastenhauses verwöhnen lassen. Im großzügigen Garten kannst du in unseren Strandkörben und Gartenliegen herrlich entspannen.

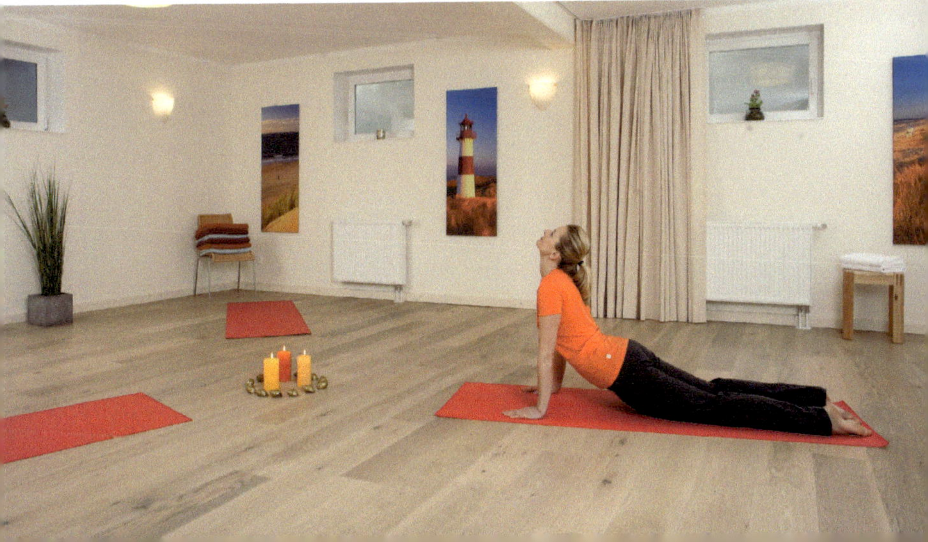

DIE MEDIEN BEI FASTENWANDERN WERNER

Schon vor über zehn Jahren besuchte uns im Auftrag vom ADAC Reisemagazin die Journalistin Anne Otto aus Hamburg. Sie schrieb einen Bericht über das Fastenwandern auf Sylt: „Sekt oder Selters? Sylt, einmal ganz nüchtern betrachtet: von einer, die zum Fastenwandern hinfuhr und dabei völlig neue Seiten der Promi-Insel entdeckte“.

Sie fastete und wanderte mit uns und sammelte überraschende Erkenntnisse in ihrem wunderbaren sechsseitigen Bericht: „Ich fühle mich viel frischer und gelenkiger als noch vor ein paar Tagen.“ Auch wunderte sie sich: „Warum denken die Leute eigentlich immerzu ans Essen?“ Und sie war überrascht, wie schnell man sich beim Fasten fit fühlt: „So erholt fühle ich mich sonst frühestens nach drei Wochen Urlaub.“

Anne Otto kam mit der Drehbuchautorin Kathrin Wilkes, deren Leidenschaft das Essen ist. Für sie war die Aussicht, eine Woche lang nichts zu speisen, geradezu furchteinflößend. Der Aufenthalt bei uns brachte die beiden auf die Idee zu dem Drehbuch für den Film „Fasten à la Carte“. Darin verliert ein Restaurantkritiker seinen Geruchs- und Geschmackssinn und hofft – als letzte Chance – auf eine Genesung beim Fastenwandern auf Sylt. Das Drehbuch wurde 2010 vom NDR mit Dietmar Bär als unbestechlichem Kritiker und Inka Friedrich in den Hauptrollen verfilmt.

In den vergangenen Jahrzehnten besuchten viele Autorinnen und Autoren unser Fastenhaus. Manche nur für ein Interview mit mir oder einzelnen Gästen. Andere wurden selbst aktiv und wanderten mit, wie beispielsweise die Journalistin Simone Steinhardt. Sie schrieb im „Hamburger Abendblatt“ begeistert: „Fastenwandern auf der Genuss-Insel. Fischbrötchen und Fünf-Gänge-Menü ade: Auf Sylt gewinnen gesundheitsbewusste Urlauber in atemberaubender Natur eine ganz neue Leichtigkeit.“

„Spiegel Wissen“ (Foto unten) widmete dem Fasten sogar ein ganzes Heft mit dem Titel: „Gesund durch Fasten. Neustart für Körper und Geist“. Das Fastenhaus Werner wurde darin auf einer Doppelseite unter der schönen Überschrift vorgestellt: „Den Hunger wegwandern“. In unseren Anfangsjahren, als das Fasten noch nicht so ein seriöses Image hatte wie heute, wäre ein solches Magazin undenkbar gewesen. Inzwischen aber ist die Berichterstattung über das Fasten in den Medien überwiegend differenziert und positiv.

Immer wieder kamen natürlich auch Fernsehteams auf unsere Insel. So war beispielsweise „Nordtour“ vom NDR bei uns zu Gast: Fastenwandern bei den Werners. In diesem Film erfahren die Zuschauer, warum Fastenwandernden die kulinarischen Reize der Insel Sylt wenig anhaben können und warum ein frisch gepresster Saft zum Frühstück oder eine Brühe zum Abendessen einfach nur köstlich sind.

Die Erfahrung, die dieser Fernsehbeitrag zum Schluss in einem prägnanten Satz zusammenfasst, wirst du sicher auch machen: „Fasten ist zwar Verzicht, aber immer ein Gewinn.“

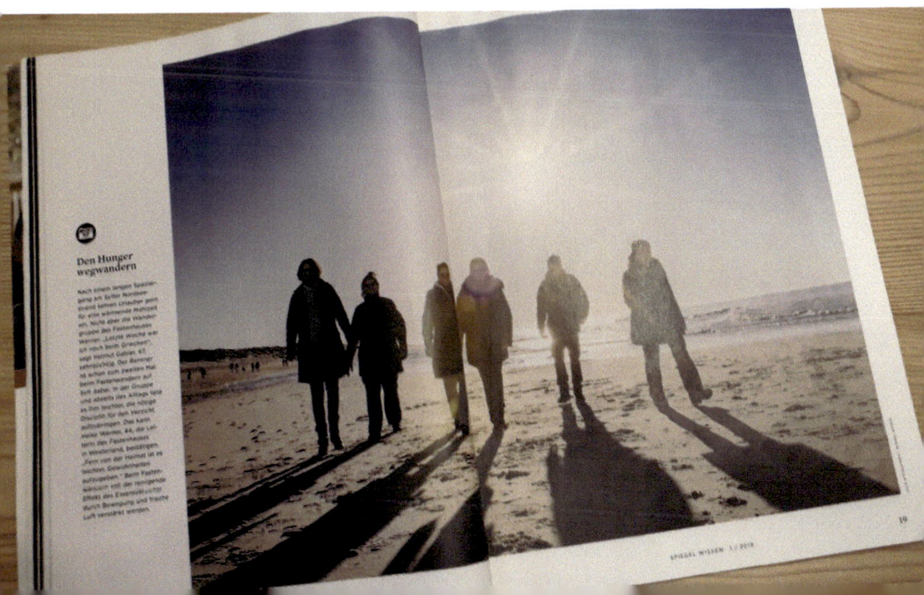

DIE BUCH-MACHER

Heike Werner

leitet seit 2004 das Fastenhaus auf Sylt. Nach einem Studium der Orientalistik in Hamburg ist die gebürtige Sylterin wieder auf die Insel zurückgekehrt. Mit 15 Jahren hat sie ihre erste Fastenerfahrung gemacht, und es gehört für sie zu einem glücklichen und gesunden Leben dazu.

Peter Jamin

ist Schriftsteller und Publizist und betreute das Fastenwanderbuch als Projektleiter. Der Düsseldorfer veröffentlichte als Autor und Herausgeber mehr als 30 Bücher und arbeitete immer wieder auch als Chefredakteur oder Kommunikationsberater. Die Organisation von Projekten ist – nach dem Schreiben von Romanen, Sachbüchern und Shortstorys – seine stille Leidenschaft. www.jamin.de

Lothar Koch

ist Biologe, Coach und Autor der Insel-Utopie „Syltopia“ sowie des Naturerlebnisführers „Natürlich Sylt“. Er ist Verleger dieses Fastenbuches. In die Beschreibungen der Wanderstrecken hat er seine persönliche Erfahrung als Fastenwanderscout und Sylter Naturschützer gesteckt.

Anja Becker

ist studierte Gesundheitspädagogin und Heilpraktikerin für Psychotherapie. Sie gibt „MeerFit-Kurse“ zur Stressreduktion mit Bewegung, Entspannung und Achtsamkeit. Im Fastenhaus Werner leitet sie Fastenwanderseminare.

Lynne Philippé

ist Illustratorin. Sie gestaltet Bücher und Papierwaren, unter anderem für das Label Colomee. Für „Fit mit Fastenwandern" ist sie ihrer Lust am Papier nachgegangen und hat mit Schere, Stift und Illustrator gearbeitet.

Gregor Wons

kümmert sich im Fastenhaus um das Büro, die Webseite und die Printmedien. Als gelernter Mediengestalter hat er das Layout für das Buch erstellt.

Ludger Booms

lebt und arbeitet als Lektor in Berlin. Schon vor zehn Jahren kam er in den Genuss einer Fastenwoche im Hause Werner und hat sie noch immer als belebende Erfahrung in Erinnerung.

Dr. med. Günter Kirschke

hat in Bonn Medizin studiert und lebt seit 1989 auf Sylt. Von 1989 bis 1993 arbeitete er als leitender Arzt im Sylt-Sanatorium, einer ehemaligen Fasten-Kurklinik auf der Insel, und hielt zahlreiche Vorträge zum Thema Fasten. 1993 gründete er seine Praxis für Allgemeinmedizin in Westerland mit dem Schwerpunkt Naturheilverfahren.

Gernot Westendorf

ist Landschaftsfotograf auf Sylt. Die Farbigkeit des Lichts auf Sylt hat in ihm die Leidenschaft für Fotografie geweckt. Seit 1999 führt der gebürtige Kieler den Sylt and Art Verlag und lebt mit seiner Familie in Westerland.

Danksagung

Ich möchte allen danken, die an diesem Buch mitgearbeitet haben, es hat riesigen Spaß gemacht. Danke, Peter, für deine optimistische Art und das geduldige, regelmäßige Aufstellen von neuen Zeitplänen. Danke, Lothar, dass du dein umfangreiches Wissen mit uns geteilt hast; und Anja, danke für die guten Einfälle bei unseren Brainstormings. Danke, Gregor, für deine Geduld – auch in Bezug auf die vielen Änderungswünsche; und danke, Ludger, für das unermüdliche Besprechen der Texte. Gernot möchte ich für seine wundervollen Sylt-Fotos danken und Lynne für ihre schönen Illustrationen. Und Dr. med. Günter Kirschke danke ich dafür, dass er seine Erfahrungen mit fastenden Patienten mit uns geteilt hat.

Auch ein Dank an das gesamte Team vom Fastenhaus Werner, das mir den Rücken frei gehalten und mich auf vielfältige Art und Weise unterstützt hat. Und natürlich möchte ich meinen Gästen danken, auch für die vielen tollen Rückmeldungen und Gedichte. Ohne unsere Gäste würde es das Fastenhaus so nicht geben – und selbstverständlich auch nicht ohne Christoph Michl, den Begründer des Fastenwanderns, dem ich an dieser Stelle ebenfalls danke.

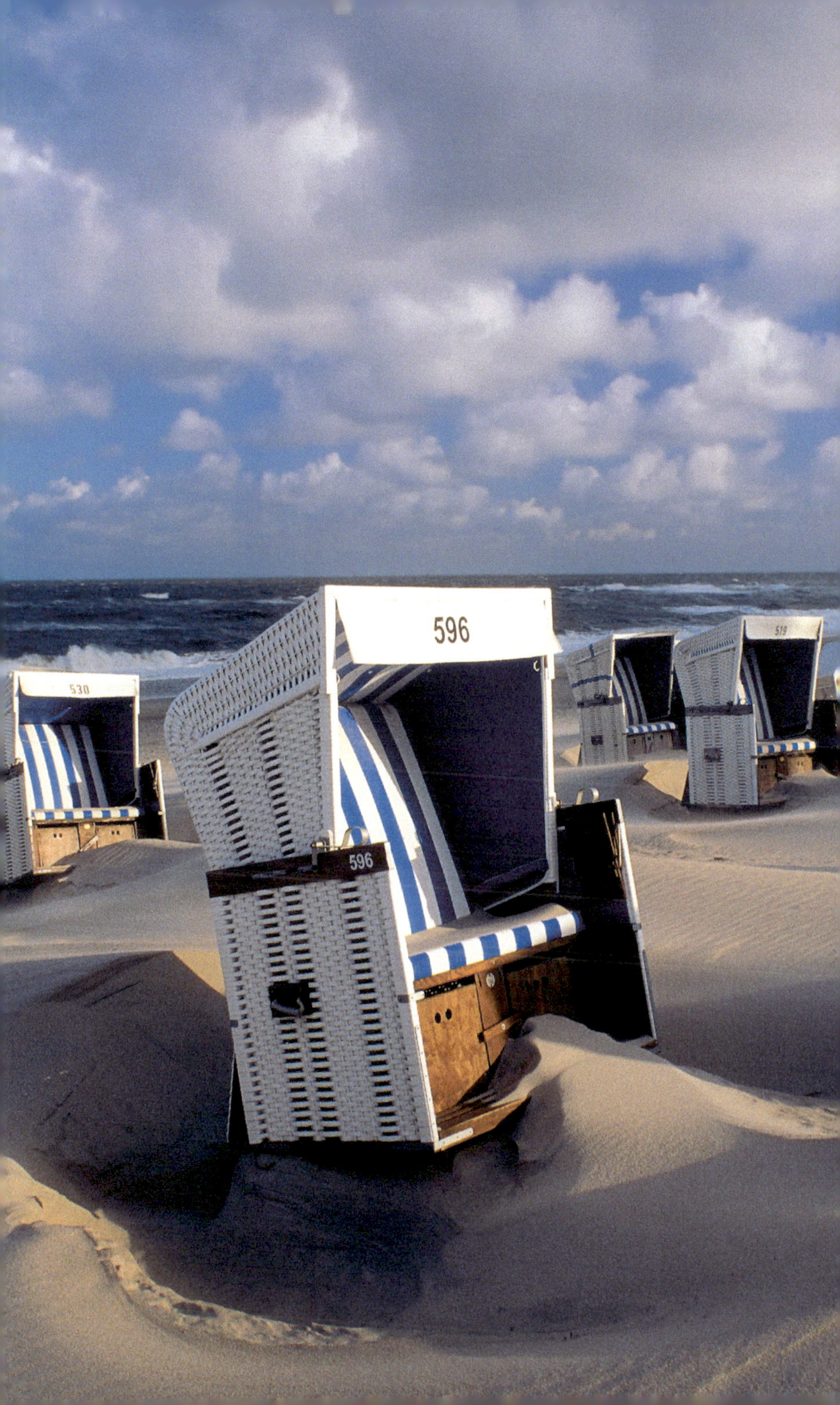
596
530
519
596

LESE- UND HÖRSTOFF VOM CLARITYVERLAG

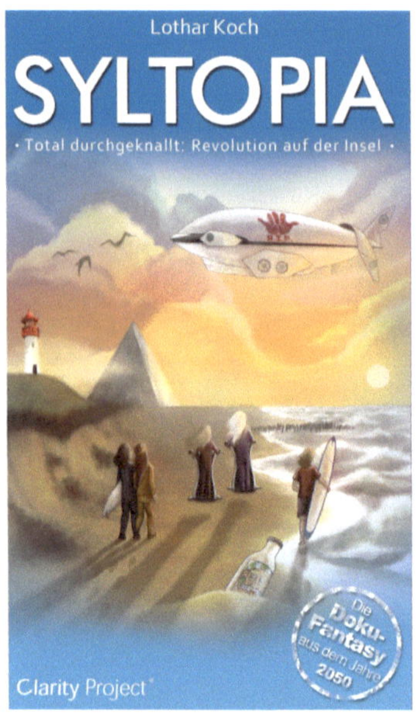

SYLTOPIA ist ein Inselmärchen für Erwachsene, das die Leser auf ein Sylt im Jahre 2050 führt. Es handelt von Aufbruch und Veränderung der Lieblingsinsel – allerdings mit überraschenden Perspektiven und Wendungen. Die Utopie gewährt einen Insider-Blick hinter die Prospektkulisse Sylts und malt ein Bild der Zukunft, das Sylt-Fans sicher zu schätzen wissen. Ein spannender Roman vom Sylter Autor Lothar Koch mit viel Witz und Tiefe (als Ebook bei clarityverlag.de).

Bücher, geführte Entspannungen, Traumreisen und Meditationen in größerer Auswahl unter www.clarityverlag.de auf Sylt

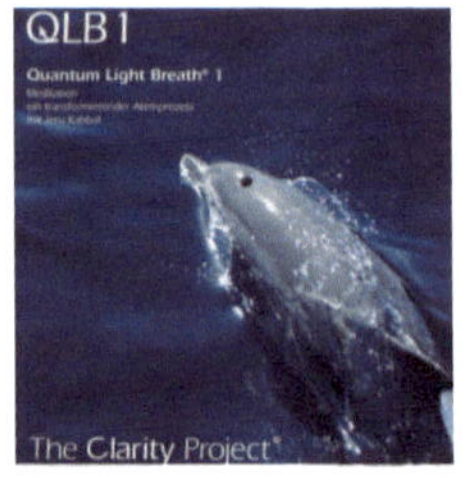

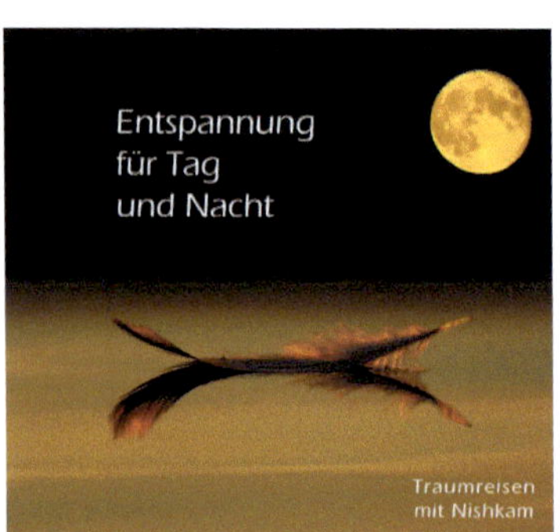

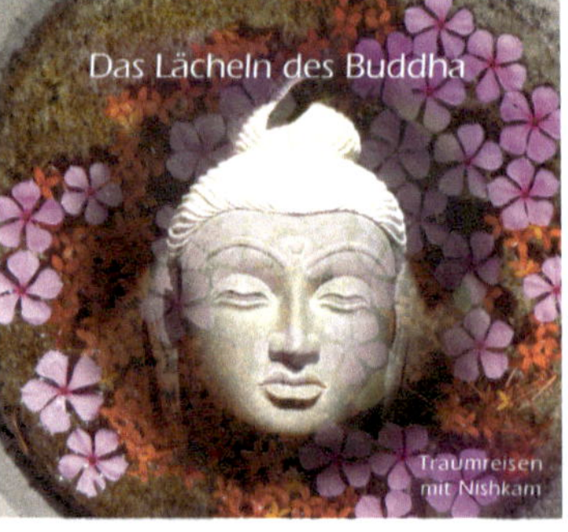

IMPRESSUM

Heike Werner
Fit mit Fastenwandern
bei Werners auf Sylt

© ClarityVerlag, Sylt
Projektleitung: Peter Jamin
Konzeption: Peter Jamin, Heike Werner, Anja Becker
Texte: Heike Werner, Lothar Koch, Peter Jamin, Günter Kirschke, Gernot Westendorf
Lektorat: Ludger Booms
Illustrationen & Karten: Lynne Philippé
Layout & Satz: Gregor Wons
Bildnachweise: Nicole Mai Westendorf: Titel, Seite 7, Seite 29, Seite 167, Seite 170 unten, Seite 171; Gernot Westendorf: Seite 9, Seite 24, Seite 115, Seite 125, Seite 129, Seite 133, Seite 152/153, Seite 155, Seite 156, Seite 161, Seite 169, Seite 177; Heike Werner: Seite 8 oben, Seite 9 oben, Seite 14, Seite 17, Seite 18, Seite 34, Seite 51, Seite 56, Seite 64, Seite 92, Seite 100/101, Seite 103, Seite 110, Seite 122, Seite 130, Seite 163, Seite 173; Lothar Koch: Seite 10, Seite 21, Seite 109; Peter Jamin: Seite 23; privat: Seite 58, Seite 138; Maurizio Camagna: Seite 136; Wolfgang Wedel: Seite 137; Gregor Wons: Seite 170 oben; Claudia Kraheberger: Seite 164; Practomed GmbH: Seite 54;
Adobe Stock: Seite 8 unten © Hetizia, Seite 9 Mitte © udra11, Seite 30/31 © Hetizia, Seite 38 © Alexander Raths, Seite 45 © rh2010, Seite 57 © ryanking999, Seite 71 © kbuntu, Seite 78/79 © Alexander Raths, Seite 88 © vm2002, Seite 95 © Alexandra Giese, Seite 99 © nolonely, Seite 134/135 © udra11

2. Auflage 2022
ISBN 978-3-947274-09-3
© ClarityVerlag, Dünengrund 14, 25980 Sylt
Vertrieb: info@clarityproject.de / www.clarityverlag.de
Druck: CPI Clausen & Bosse, Leck
CO2-neutral gedruckt in Nordfriesland / Germany
auf FSC-Papier mit mineralölfreien Druckfarben.

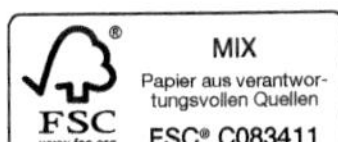

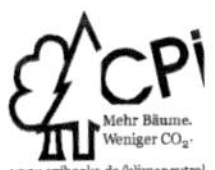

Anmerkung: Die in diesem Buch enthaltenen Anregungen, Tipps und Rezepte wurden mit großer Sorgfalt zusammengestellt. Aufgrund inidividueller Befindlichkeiten und gesundheitlicher Ausgangssituationen kann aber nicht garantiert werden, dass die Informationen auf Ihre Situation zutreffen. Es wird daher keinerlei Haftung für eventuelle Schäden übernommen. Die Nennung von Dienstleistungen, Produkten, Internetseiten und Firmen sind als Beispiele ohne Wertung gegenüber anderen anzusehen.